小児科一筋60年の医師が説く

子育て
5つのカギ

原 朋邦
HARA TOMOKUNI

幻冬舎 MC

小児科一筋60年の医師が説く

子育て5つのカギ

はじめに

出産は人生を大きく変える感動的な瞬間です。しかし、実際に育児が始まると、何をしても試行錯誤の毎日となり、自信がもてずに不安や戸惑いのなかで過ごしている親は少なくありません。

ＮＰＯ法人子育てひろば全国連絡協議会が子育て中の親に行ったアンケート調査によると、６割以上が「子育てでつらいと感じることがあった」と回答し、「子育ての悩みや不安を話せる人が欲しかった」も５割を超えているなど、子育ての不安や悩みを相談したり、誰かと分かち合ったりしたいというニーズはとても高いことが、数字にも現れています（地域子育て支援拠点における「つながり」に関する調査研究事業報告書〈２０１７年〉）。

昔はいわゆる第二世代、第三世代の同居家族が多く、ご近所との付き合い方も今とは異なりました。育児は家族全員で、時には地域の人に支えられ、不安や疑問を受け止めてくれる人が周囲にいたものです。しかし今は核家族化が進み、ご近所付き合いも希薄になり、ワンオペ育児なる言葉が日常会話でも使われるほど親がすべてを一人で抱え込まざるを得ないような時代になっています。

そのような状況から生まれる孤独感や閉塞感が子育て不安やストレスをさらに高め、わが子へのいらだちに転じ、さらには虐待につながってしまうような負の連鎖が、今、社会問題にもなっています。児童相談所や市町村における虐待相談対応件数が年々増加しているとの調査報告もあります。


わが子には健やかに育ってほしい、幸せな人生を送ってほしいと願いながらも、親として何ができるか、どうすれば順調に育ってくれるのかは、誰かが明確な答えを教えてくれるものではありません。育児書は洋の東西を問わず星の数ほどありますが、膨大な情報に惑わされ、結局どうしたらいいのかと逆に悩んでしまう人もいます。

子を産めば生物学的には親になりますが、子にとってかけがえのない存在としての親になるには、子育てをしながら、親自身も「自分で自分を親へと育てること」が必要であると私は考えています。ハウツーを気にして育児書に当てはめた行動をするのではなく、根っこにあるべき親としての考え方や姿勢を定めることこそが、子どもの幸せに結びつくのです。

私は熊本大学医学部を卒業してから現在に至るまでの約60年間、小児科医の道を歩んできました。「病気を診るのではなく、人を診る」――これは私が大事にしている小児科医としての姿勢です。小児科は数ある診療科のなかで唯一、全身を診る診療科であり、病気やケガだけでなく、発達状態も含めてトータルで子どもや親と向き合います。生まれながらに障害のある子や幼くして慢性疾患にかかった子に対しては、診療を通して本人の人生そのものに深く関わることもあります。

だからこそ、小児科医は単に子どもの病気を治療する役割ではなく、子育てに困ったときの相談先でもあり、子育て全般のサポート役を担うべきなのです。そんな小児科医である私の立場から、子どもが心身ともに健やかに成長し、幸せな人生を歩む力を自ら育めるようになるために、子育てに悩む親にエールを送りたいと筆を執るに至りました。

本書では、子どもが幸せに育つための親の関わり方について、５つの側面から、診察室での出来事なども交えて述べていきます。また、体調不良など子どもに異変があった時に親としてどう考え、どう行動すればよいのか、さらに、親自身のメンタル不調や、わが子に愛情がもてなくなってしまったと感じるときなどの危機への対処についても医師としての考えをまとめました。分類としては育児書になりますが、親が自分で自分を親にする「親育て」の道しるべになればと思っています。

小児科医は子どもの味方であり、親の味方です。本書を読んだ一人でも多くの方が親としての自信をもち、親子で愛情に満ちた豊かな人生をともに歩んでいただけたら、この上ない幸せです。

目次

第2章 あたえる子育て
愛着を育むことは子どもの対人関係の出発点

第3章

よりそう子育て

自己肯定感を育むことが子どもの才能を伸ばす

第4章

ゆだねる子育て

自分で考え行動できる人間になるためのアイデンティティー形成

第5章

まもる子育て

慌てる前に知っておきたい子どもの病気と健康のこと

第6章

つながる子育て

小児科医は子育てのサポーター

第7章

子育てクライシス

子育てがつらくなったときの処方箋

第1章

子育てのはじまり

親になるとはどういうことか

子育ては「覚悟」をもつことからはじまる

私は新生児や乳児の医療に携わりはじめた約60年前から、数えきれないほどの出生に関わってきました。

前職の勤務先は周産期母子医療施設のある国立の総合病院でした。リスクの高い母体や胎児、新生児の医療を担う施設の宿命で、障害をもって生まれてくる子も大勢診てきました。育てていける経済的な余裕はあるのに障害が分かると産みの親が引き取らず、病院から乳児院に引き取られていく悲しいケースも幾度となくありました。

どんな出産にも生命誕生までにさまざまなリスクはつきまといます。しかし、生まれた子どもの生命は障害のあるなしにかかわらず、みんな平等に尊重されなければならないはずです。子どもを授かった人にはおしなべて親となる自覚、つまりこれから子どもが成人するまで育て上げていかねばならないのだという親としての覚悟が、どんな親にも必要なはずだと私は思います。

親から子への暴力を伴う虐待や育児放棄の事件が近年、しばしばメディアで取り上げられています。事件に至るような深刻な状況になっていなくとも、わが子に対してうるさく口を出してしまったり、いらいらしてすぐ声を荒らげたり、無視したりして後悔した経験は親であれば心当たりがある人は多いかと思います。

懐妊が明らかになってからお産までは時間があります。無事に出産を迎えるまでの期間もすでに育児行動の開始といえますが、直接子どもに関わる前の時期は育児のモラトリアム期間でもあります。子育ては生まれる子どもがどんな子どもでも親になると覚悟をもつことからはじまるのです。

子との出会いはさまざまでも、覚悟ができて本当の親に

現代の日本では晩婚化が進んでいます。また、初婚年齢の上昇により妊娠が難しくなったことなども影響して妊活という言葉はすっかり世の中に定着しました。

胎児を体に宿して親になるということが極めて神秘的であることに変わりはありませんが、現代社会ではより意図的に親になろうと行動を起こした結果であるという面

が強まっているのです。また、妊娠という過程を経ずに親になることもあります。里親の場合にはさらに親としての責任をもつ期間が限られることになります。

２００６年にＮＨＫの朝の連続テレビ小説で『芋たこなんきん』というドラマが放映されました。小説家　田辺聖子さんの半生をベースにした物語で30代の主人公が５人の子どもをもつ男性医師と結婚し、いきなり大家族の母親となり、日々育児に奮闘しながら名実ともに家族になっていくという話です。ドラマでは結婚するまで子どもの存在を知らされていなかったようで、主人公は途中から突然親になってしまうという予期せぬ事態に直面したのです。

彼女はあえて子どもたちに、自らをお母さんとは呼ばせず、「おばさん」として接しながらも、子どもたちといつも本音で向き合い、さまざまな衝突、トラブルを乗り越えていくなかで本当の親子に勝るとも劣らない強い絆で結ばれていきます。そんな様子を大阪ならではの人情味溢れるタッチで描いた、とても清々しいドラマでした。

私には、主人公の言葉や行動、子どもたちとの関わり合いの一挙手一投足に、まさに血縁関係はなくても子どもたちをしっかりと育て上げていくのだという親としての覚悟をもっていること、つまり、子どもたちに、あなたたちの母親はちゃんとここにいますよと伝えたいという思いを感じました。

たとえ血がつながっていなくても、親になる、家族になることはできるのです。出産を経ていてもいなくても、親と子は、どんな出会いであれ覚悟がなければ本当の意味での親にはなれません。言い換えれば覚悟ができていれば、血がつながっていなくても、子どもの年齢がいくつであろうと親になれるし、覚悟がなければ、自然に授かっても不妊治療で苦労の末授かっても、本当の意味での親にはなれず、親としてその後長い年月を子とともに生活していくのが互いにとって苦しい状況になってしまうということなのです。

覚悟とはどんな子でも受け入れること

昨今、虐待や放置など、昔は考えられなかった親の振る舞いがニュースで報じられています。メディアには事件性の強い極端な出来事ばかりが取り上げられますが、そこまでいかないけれど自分の子どもを邪険にしたり、必要なケアを怠ったりなど、不適切な育児になってしまうのも、親としての覚悟ができていない表れに違いありません。

なぜ覚悟ができないのかということは一概にはいえませんが、なにかしら理想とは違って願望がかなえられていないといった、現実への怒りのようなものが感じられてなりません。

数少ない経験ですが、妊娠していることは分かりながらも、子どもを育てていく覚悟ができていないまま陣痛がはじまった妊婦の分娩に３度立ち会ったことがあります。３人とも分娩までの短い時間にどのような子どもが生まれても親になると決意しました。

そのうちの１人は聡明でエリートと呼ばれるような職に就いていた女性です。予想外の妊娠、さらに妊娠中毒症に罹患し、結果として早産になってしまい、最初は子どもが私の人生を邪魔したとまで言っていました。

私は子どもが命名された日に、両親に保育器のそばに来てもらい、生まれたばかりの赤ちゃんに声を掛けました。しかし、私や看護師が名前を呼んでも赤ちゃんの反応はなく、お父さんが呼んでも同じです。私が、赤ちゃんは胎内でお母さんの声を記憶しているため反応が違うと説明すると、その母親は半信半疑な様子でしたが、母親が声を掛けた途端、赤ちゃんはすぐに目を開けて声を確かめるようなしぐさをしました。母親は驚いて繰り返し赤ちゃんの名前を呼び、そして私に向かって、この子を育てます、と伝えてくれたのです。まさに瞬間的な決意表明だったと思います。

一度は覚悟を決めても、妊娠経過が順調ではない、子どもになんらかの障害が見つかった、低出生体重で生まれたといったことで簡単にその覚悟が揺らいでしまうこともあります。自分が望んだとおりの子どもではなかったという失望や自分を責める気持ち、また驚愕、怒り、喪失感などのさまざまな感情に加えて、育てられるだろうかという不安や自信のなさが覚悟を揺るがす原因になるのです。実際には、どのような子どもにも完全に対応できる親などまれなので、私は覚悟ができないことを責めたてるつもりはありません。しかし、どんな子どもが生まれてくるか分からないうちに覚悟をして口に出しておくだけで、その言葉が自分を支えてくれることもあります。子どもとの出会いの方法がどのような形であっても、覚悟をすることが育児のはじまりには必要です。

「私の宝」と言える日は必ずくる

私が勤務した病院の産婦人科では、母体や胎児に生命の危機や障害の発生が危惧されるハイリスク分娩を受け入れ、小児科ではすでに異常をもった子どもを積極的に受け入れる新生児医療を行っていました。

現代の新生児医療の進歩は目覚ましく、従来であれば生存し得なかった子どもの命を救うことができるようになりました。とはいえ懸命の努力をしても救えない命があります。新生児医療に従事するスタッフの合言葉はインタクトサバイバル（無傷で助ける）ですが、人の一生のなかで最も生命の危険度が高いのが分娩から新生児期までの周産期であることを考えると、無事に赤ちゃんを抱くことができるのは本当に幸せなことなのです。そんな子どもたちのなかには、低出生体重児など発育不全があり、先天的な障害をもって生まれる子どもも含まれています。

私は先天性の疾患や異常分娩の後遺症で重度の障害をもつ子どもとたくさん出会ってきました。人工呼吸器を装着する子ども、自力で栄養を摂取できない子ども、自力で移動も体位変換もできない子どもなどさまざまです。そうした状態のまま自宅で養育する場合、子どもにどう対応すべきか両親から相談を受けますが、私はいつも子どもによりそうようにしてくださいと答えています。

どんなに重い障害がある子どもでも成長と発達はあります。子どもによりそっているとその変化が分かるようになるのです。最初は恐る恐る行っていたケアに子どもが反応していることが分かると、やがて自分の子どもは宝だと感じられるようになるはずです。

赤ちゃんは生まれて4カ月で体重が倍になります。早い子どもは4カ月で寝返りをしている子もいるほどです。また、多くの赤ちゃんは首も座っており、意味不明ですが喃語《なんご》も出てきて、あやすと笑顔で応じてくれます。このような変化は育てている親にとっても喜びであり感激です。

しかし、新生児期にハンディキャップを背負った赤ちゃんにはそのような変化が順調に起こらないことがあります。重度のハンディキャップを背負ってしまうと、普通に生まれた赤ちゃんのようには成長・発達が見られないのです。

生まれたときから重度の障害で視力がなく、四肢を動かすことも、言葉でコミュニケーションを取ることもできない子どもを診たことがあります。母親は、生きていても仕方がないなどと口にして看護師の顰蹙《ひんしゅく》をかっていましたが、熱が出たり痙攣《けいれん》が止まらなかったりすると必ず私を求めて駆け込んでくれていました。学齢期に達して、重度の重複障害をもった子どもだと支援学校であっても受け入れてもらえない場合もありますが、盲学校がこの子を受け入れてくれました。

その盲学校の先生が自分のほっぺをこの子のほっぺにくっつけて耳元で話し掛けたり、歌を歌ったりしていたからか、ある日先生はこの子は耳がよく聞こえていることに気づいたのです。やがて、自分からも声を出すようになり、それが歌のリズムになるようになりました。また、ほかの人が歌のメロディを外すと泣いていました。なにもできないと周りから思われていた子どもが高い能力を示したのです。

この子は残念ながら15歳の若さにして肺炎で亡くなってしまいましたが、その子の母親は重度の障害をもつ子どもを育てた経験を活かしてほしいとスカウトされて母親は市の職員になりました。また、この子の姉は教育学部の特殊教育のコースを選び障がい児教育の教師に、兄は障がい者の介助の専門家になりました。

母親は「この子は宝」とよく口に出して言っていました。また、耳が聞こえているという才能に気づいてくれた先生に感謝しながら、この子が家族3人に仕事をあたえてくれたとも話していました。私はほかにもさまざまな異常をもった子どもやその家族と出会ってきましたが、どの子どもにも必ず成長と発達はあります。通常の子どもとは少し違いますが、必ず私たちに分かるようにサインを出すようにもなります。そうすると、親はそのサインを成長と発達だととらえて、喜びや感激を味わうことができるのです。「この子は宝」は数多くの親が口にする言葉です。親になる人が小さな覚悟をすれば、子どもは大きな喜びや感動を味わわせてくれる贈り物となるのです。

途中から親になるにも覚悟は必要

血縁関係がなくても、親になるには覚悟が必要です。まだ若いカップルが子どもを引き取り、その子どもを身体的、精神的、時には性的虐待を加えるという痛ましいニュースが世間を騒がせることがあります。血縁関係がないことを親の役割を担えない理由にするのなら最初からその関係を選ぶべきではありません。血縁関係がなくとも親になり、家族になることができるのです。

例えば、私の担当した患者のなかに家族とのストレスから不登校になってしまった女子中学生がいました。彼女は小学生の妹と２人姉妹でしたが、実母は妹の出生直後に亡くなってしまい、父親はほかの女性と再婚していました。妹はすぐにその女性に懐き甘えられるようになりましたが、姉はなかなか心を開くことができずその女性自身も対応に困っていたのです。

姉も自分に甘えたいと思っていることを察知したその女性は、就寝時に同じ布団で寝ることを姉に提案しました。すると、姉はその女性の乳房に触れてきたそうです。その女性はもちろん驚きましたが、実母ならそれに応じるだろうと考えて抱きしめて返したそうです。一緒に寝たのはその夜だけだったそうですが、その翌日からは姉も明るくなり、その女性と会話も弾み、学校にも登校するようになったのです。その女性の覚悟が姉を救い、４人は本当の意味で仲の良い家族になることができました。

なにがあってもこの子の親、と思えるかどうかはその人の学歴や職歴、そのほかのバックグラウンドとは関係なく、覚悟するかしないかの本人の気持ち一つに懸かっているのです。

生まれる前に、パートナーと話を

私は産婦人科が妊婦に対して行っている「母親教室」にお願いして、小児科医として話をさせてもらうことがあります。そんなとき、私はいつも妊婦に対して、まだ子どもを抱いたことはなくとも、小児科から見るとすでにお母さんです、と語り掛けます。さらに、新生児医療についての概要を話す際には、どのような子どもが生まれても、自分たちは親になるということを必ずパートナーと口に出して話し合ってください、と伝えています。

妊娠が分かったときは、まだどんな子どもが生まれるか分かりません。だからこそ子どもが生まれてくる前に、なにがあっても自分たちは親としてあり続けようと口に出して話し合うべきなのです。実際には未来のことなど誰にも分かりませんが、これからもし困難なことに遭遇しても、お互いに口にして話し合ったことが支えになるのです。

私が参加している母親教室で無記名でのアンケート調査を行ったところ、「妊娠しなければよかった」と答える妊婦が少なからずいることが分かりました。そのように回答する人たち全員が親になる覚悟を決意していないとはいえませんが、覚悟できない原因がそれぞれに何かあるのだろうと思います。私はいつでも小児科医として相談に応じることを伝えていますし、実際に相談しに来てくれる妊婦も多くいます。

生まれたときには健康でも、その後どのように育っていくか、なにが起こるかは誰にも分かりません。しかし両親ともに、どんなことがあっても育てようと覚悟を決めていれば、困難に直面することがあってもいちいち取り乱さず子育てに取り組めます。

自分たちで言った言葉が、自分たちを救います。口にすることで救われる、それが言葉の力なのです。

「受け入れること」が優しい社会をつくる

近年の日本社会では、人々の寛容さが失われているように感じています。自分の主義・信条と合わない行動を取る他人をたたいたり批判したり、人格否定までする者もいます。

身近な例では、大事故につながり社会問題にもなった「あおり運転」や、「モンスター○○」と呼ばれる人の存在、ネットでの過剰なバッシングなど、挙げればきりがありません。共通しているのは他者の悪い部分に執着し、自分が常に正義だと言わんばかりの行き過ぎた言動に出ることかと思います。自己責任論が独り歩きして、失敗を個人の資質や努力のせいと突き放すような風潮が強まっていることも懸念しています。

ここまで極端ではなくても、親が子に対して、これと類似の感情を抱く危険性がないとはいえません。一人ひとりが意識して、ある程度気に入らないことでも受け入れる寛容さをもち、他者の悪い部分ではなく良い部分により目を向けていくことで、もっと優しい社会にできるはずです。

受け入れていくということは、どんな子でも育てる、かけがえのないわが子なのだという覚悟を決めることと表裏の関係にあります。受け入れるから覚悟ができるのであるし、覚悟したから受け入れられるのです。

親子関係だけではありません。医師は患者を受け入れるとか、教師は生徒を受け入れるなどといったように、社会のどんな人間関係も受け入れることから培われていくのです。裏を返せば、どんな人間関係でも互いに受け入れる姿勢をもてば寛容さが生まれ、息苦しさのない生きやすい社会になるのです。

第2章

あたえる子育て

愛着を育むことは子どもの対人関係の
出発点

愛着は子どもが独り立ちする土台となる

イギリスの児童精神科医であるジョン・ボウルビィが1950年代に提唱した発達理論のなかで用いた「アタッチメント」という言葉は、日本で「愛着」と訳されています。慣れ親しんだ土地や物に対して愛着があるなどといいますが、その場合とはまったく別の意味をもっています。愛着についてはボウルビィ以後も多くの研究者による業績が蓄積されてきていますが、私はこの愛着という言葉をボウルビィ同様、アタッチメントに対応した学術用語として用いており、幼い子どもが怖さや不安を感じたときに親や特定の人にくっつくことで安心感を得ようとすることを表現しています。

くっつく、しがみつく、泣く、微笑むなどさまざまな行動が見られますが、それを愛着行動といいます。愛着は幼い子どもだけとは限りません。例えば、ある程度成長した子どもでも、成人でも自分に安心感をあたえてくれる、心の安らぎをあたえてくれる人に対して愛着行動を取ります。こうした情動的なつながりこそが愛着なのです。

愛着の対象は危険や不安を感じたときに逃げ込む安全な場所であり、周りの世界を探索するときの基地の役割を担う場所にもなります。つまり、愛着は子どもが独り立ちをするための土台になるのです。

第二次世界大戦で親を失った戦災孤児への対応に端を発して、ボウルビィの研究は開始されましたが、親がいてもその関わり方で子どもの愛着行動のパターンが異なることが判明し、子どもが大人になるまでにどのような愛着パターンを獲得したかで、その後の発達や人格形成の土台になることを発見しました。安定した愛着が得られるか不安定な愛着が得られるかで、対人関係のスタイルや親密さの求め方、なにに関心をもつか、どのように生きるか、家族や育児の関わり方、ストレスへの耐性の違いなどに影響をあたえるのです。人の一生に遺伝子は大きく関わりますが、愛着はそれにも匹敵をするという考えから第二の遺伝子と呼ぶ人もいます。

親に抱かれる、声を掛けられる、哺乳をさせてもらうなどの行動は子どもに大きな安心感をあたえます。また、そのときの子どもの反応は親にも安心感をもたらします。例えば、乳児の初期に親がよく眠っている子どもを見て、大丈夫かなと思って子どもの頬を指で突っつくと、子どもが反応してくれて安心したという経験はほとんどの親が経験しています。

面白いのは、両親がそれぞれこうした行動を取っていることを互いに話し合っていないという点です。なにも異常のないことを大げさに心配したようで恥ずかしいのかもしれません。実際に私が１カ月健診のときなどにこうした行動について質問をすると多くの両親が頷き、互いの顔を見て笑みを浮かべます。

愛着行動には個人差がある

子どもの愛着行動には個人差があります。ボウルビィの同僚であったエインズワースは子どもの養育者との分離と再会の場面を観察し、安定型と２つの不安定型に類型化できるとしましたが、その後の研究で不安定型３つに分類し、現在それらは安定型、回避型、不安定型、そして混乱型（無秩序・無方向型ともいわれる）の合計４つに分類されています。

安定型とは、養育者と分離すると泣いたり怯えたりしますが、再開するとすぐに落ち着く型です。回避型は、分離しても混乱はさほど見られず、再開してもほとんど変わらない型のことをいいます。不安型は、養育者の分離に強く反応して泣き叫び、再開したときもすぐに喜ぶのではなく泣き続けるなど、養育者に怒りや抵抗を示すこともある型です。混乱型は、回避型と不安型が入り混じったような行動を示す型になります。養育者との分離についても泣き叫ぶかと思うとケロッとなる、再開のときも背を向けながら近寄るなど相反したような行動を取るといった型です。

しかし、発達の過程でこうした行動パターンには変化が起こります。実際に子どものときに不安型であった人が大人になると安定型になっていた人が57％であったという報告があります。もちろんその逆もあり、子どもの時期に安定型だった人が大人になると39％であったという報告もあります。こうした発達のなかで類型は変わり得るということは大事なことで、親が自分の努力で子どもの類型を変えられるということなのです。そのため私は親も子どもも安定型を獲得できるように支援をするのが小児科医の仕事だと考えています。また、安定型を獲得できていないために起こる状態を愛着障害として、児童精神科、精神科とも課題として対応するようになりました。

ただ世話をするだけでは愛着は育まれない

羊水塞栓症という病気があります。分娩中や分娩直後にまれに起こる病気で、羊水が母体の血液へ流入してしまうことで母体に急激な血圧低下や、呼吸困難が起こりショック状態となって命に関わります。私が国立病院に勤務しているときにも、この羊水塞栓症で亡くなってしまった母親がいました。

ところが妻が亡くなってしまったことを知った父親は、子どもを引き取りに来なかったのです。仕方なく、しばらく病院で赤ちゃんの世話をしながら、善後策を検討することになりました。

生まれた子はミルクをよく飲み、日に日に体重が増えていきました。しかし、ここは病院です。低出生体重児や障害をもって生まれた子の治療やケアをする場所であり、健康な赤ちゃんを育てる余裕は時間的にも人員的にもなく、ミルクやおむつ替えなど最低限の世話で手いっぱいの状況でした。

これでは赤ちゃんのためによくない、愛着が育たないと危惧した私たちは、自治体の福祉課に何度も、早い時期に、きちんと育てられる人の手に渡したい、と相談しました。しかし引き取りに来ないとはいえ、法律上の親権は父親にあるので自治体も腰が重く、病院だったらケアが行き届くから安心というような言い方をされたこともありました。

そこで、私たちはしばしば面会に来てくれていた、亡くなった母親の母親、つまり子どもの祖母と相談し、子どもを一晩だけ、祖父母宅に外泊させたのです。この病院では異例でしたが、この子は病気ではなく健康なので、特別対応として実現したのです。

すると、外泊から帰ってきたその子は以前とは明らかに様子が変わり、人がそばを通るたびに、視線がそちらに動き、声も出すようになるなど、人に興味を示すしぐさをするようになりました。かまってちょうだい、と周囲に愛着を求めるようになったのです。

あとで聞いたところ、祖母が自宅で、母乳は出ませんが自分のおっぱいを吸わせてみたそうです。祖母自身の態度も外泊後は変わってきて、それまでは面会に来ても遠慮がちに眺めたり、小さな手を触ったりするくらいだったのが、外泊後の面会では抱っこしてあやすようになりました。子どももどんどん表情が豊かになったり、祖母や周囲のスタッフに甘えるようなしぐさをしたり、愛着が育っていったのです。祖母は50代で、おばあちゃんというには今の時代では若いですが、自分のおっぱいから授乳はできません。それでも吸わせたり、抱っこしたりしているうち、相互に愛着をつくりあげることができたのです。

私はその様子を福祉課の担当者にも見てもらいました。病院でケアをするだけでは子どもは本当の意味で育っていかないことを分かってもらいたかったのです。担当者も、病院なら十分なケアができると思っていた自分の認識が間違っていたことを納得し、感心している様子でした。

そこで、自治体の首長の権限で、迎えにも来ず病院への支払いもしない父親の親権を取り上げる決定を下すに至りました。そのままいけば、愛着が育まれた祖父母のもとへこの子を引き渡すつもりだったのです。

ところが、今度は父親が親権は手放さないと申し立てをし、計画はなくなってしまいました。結局、別の女性と再婚した父親が引き取ることになり、その後のことは病院では把握できなくなってしまいました。

かわいそうだったのは祖父母です。自分たちにとっては亡き娘の忘れ形見であり、せっかく愛着も育っていたのに、父親が引き取って以降は消息も知らされません。血がつながっていても、法律上、面会もできないのです。もう会えないと知らされたとき、祖父母はさめざめと泣いて、こちらも胸が締め付けられました。

後味の悪い結末となってしまいましたが、ただ世話をするだけでは愛着は育たないということが証明されたようで、自治体の担当者にもそれが分かってもらえたことは救いでした。

祖母が一晩抱っこして授乳のまね事をするだけで子どもは変わるのです。もちろん愛があってこそで、子どもはたった一晩の外泊でも五感のセンサーを全開にして、祖母の愛を感じ取りました。それはとても大きな能力です。そして子どもからも目線や笑顔を向けたり、抱っこしてちょうだいと手を伸ばしてきたりと愛着のシグナルを発信し、それによって育ての親のなかにも愛着が育つのです。

生まれて間もない赤ちゃんは非力な存在では決してなく、大人をひきつけ、愛着を敏感に受け取るだけでなく、大人にも愛着をあたえられるのです。

乳児期の愛着が、コミュニケーション力を育む

人との関わりはコミュニケーションから生まれ、深まっていくと考えると、愛着はコミュニケーションの基本ともいえます。生まれたばかりの赤ちゃんにとっては最初に出会う人が親ですから、親と子の互いの愛着はコミュニケーションのはじまり、これから生きていくうえでの他者との関わり合いのスタートなのです。

コミュニケーションと聞くと、会話など言葉をツールとしたやりとりのイメージが湧くかもしれませんが、それだけではありません。しゃべれない赤ちゃんにはむしろ目で語るとか、そっぽを向くなど、言葉以外の表情や態度などもコミュニケーションのメインの手段になります。

愛着は、発達心理学的には乳児期に育まれることが望ましいのですが、障害のある子や、なんらかの事情で親と疎遠になってしまった子の場合、タイミングを逃してしまうこともあります。

つまり、いかに乳児期に愛着を形成できるかが、その後の対人コミュニケーション

力を健全に育んでいくのに重要となってくるのです。

「懐かない」と不安な親へ

愛着を感じ取るセンサーはすべての赤ちゃんがもっています。生まれつき障害のある子どもでも同じです。

健康な子どもに比べるとそのセンサーは弱い場合もあります。しかし弱いからこそ、親が根気強く語り掛け、抱きしめ、笑顔を向けることで必ずその愛は届いており、ゆっくりであっても愛着は育まれていきます。

昨今は発達障害の子を診る機会も増えてきました。もっともそれは発達障害と診断されるようになった子が増えたからであり、昔から集団になじめないとか、落ち着きがないといったようなことで親が連れてくるケースは一定の割合でありました。

発達障害の子をもつ親のなかには、その子が注意の欠如や多動を主な特徴とするＡＤＨＤ（注意欠陥・多動性障害）にしろ、こだわりやコミュニケーション欠如を特徴とするＡＳＤ（自閉スペクトラム症）にしろ、こちらが愛情をもって接しても反応が薄いとか、泣いてばかりで意思疎通ができていないようだといったことで、懐かないと不安になる人も多くいます。

確かに、センサーが弱いという特徴がある場合はありますが、親が愛をもって接すれば子は愛を感じ取っています。また、表現する力がほかの子より小さく思える場合もありますが、人を信じる心は必ず育まれています。実際、成長して学校に通うようになると、○○先生なら話をするけれど、ほかの先生では駄目だという子が発達障害をもつ子のなかには少なくありません。この場合、話ができる○○先生のことは信頼できるということですから、人を信じる心は育っているといえます。それだけでも、愛着を育むことができていると親は自信をもっていいのです。そしてこのことは、発達障害の有無にかかわらずすべての子にあてはまります。懐かない、反応が薄いと感じていても、親が愛着を意識して接しているのであれば決して親の愛情不足ではありません。時間は掛かっても、子どもから親への愛や信頼を親自身が感じ取れる日は必ずやってきます。

親との愛着が十分な子は、他人との信頼関係づくりも上手

愛着は、その子の人格をつくる礎です。人間の成長はいくつかの段階に分かれるとされています。有名なところでは、米国の発達心理学者エリクソンが唱えた８つの発達段階があり、人の一生は「乳児期」「幼児前期」「幼児後期」「学童期」「青年期」「成人期」「壮年期」「老年期」に分かれ、それぞれの段階に心理的課題があり、その課題を達成することで得られる要素が分類されています。乳児期の課題は（母）親に対する基本的信頼感を得ることであり、達成されないと不信感をもち続けることになる、とされています。基本的信頼感を得るには親からの愛着が不可欠なのです。

愛着が育まれ、親との基本的信頼感が得られた子は、成長にしたがい親以外の人との間にもそれをつくれるようになっていきます。言い換えればそれまでに、親との愛着が育まれている子はセンサーを他人に向ける準備を整えているのです。

乳児期の生後４カ月頃、多くの赤ちゃんには人見知り期が訪れます。しかし、初めのうちこそ近づいてくる他人に泣いてしまっても、その人が自分によくしてくれる人

と分かれば懐いてきます。

健診や診察時にも、どの医師が診るかによって同じ子なのに泣き方が激しい場合とそうでもない場合があります。医師には泣いても看護師があやすと泣き止んだりします。だからといって泣かれてしまう医師がいかつい容姿だったり声が大きかったりなど赤ちゃんを怖がらせる要素をもっているのかというと、必ずしもそうではなく、大人の人間関係でもいえる相性の良し悪しがあるのです。赤ちゃんなりに、自分と相性が良さそうな人をセンサーで見極めているのです。

一方で、大人になっても人見知りの人はいます。乳児期に親と密着し過ぎて、センサーがなかなか外へ向かなかったということが原因としては考えられます。しかし、親が赤ちゃんをかわいがり過ぎるのは考えものだとは私は思いません。人見知りの多くは、外との関わりをもっていろいろな人と接していくうちに克服していけます。スピードには個人差があり、大人になっても人見知りという人でも、緩い坂をゆっくりのぼるように少しずつ克服できるのです。人見知りだからその人が人間的に弱いというものでもなく、個性の一つです。

「助けて」と言えることが、自立への第一歩

自分によくしてくれる人は、助けを求めていい人と言い換えることができます。よくしてくれるという損得勘定の意味合いがやや強く感じられますが、助けを求めることは生きていくうえでとても重要なことです。

私はよく、発達障害の子をもつ親に、この子にとっていちばん大事なことはなにか、と尋ねます。するとたいていは、一人立ちできることといったような答えが返ってきます。大人になったときに周囲に迷惑を掛けず、自立していってほしいと願うのは親心として理解できます。

しかし、それは違います。いちばん大事なことは困ったときに、助けて、と言えるようになることです。この人にならSOSを出せると見極めることができるようになったら、自ずと独り立ちもできるのです。

○○先生だったら話ができる、というのはまさにその一例です。保健室の先生だったら話ができるという子も多いです。助けを求めてもいい人を見つけられるようにな

るには、まず、助けを求めていいんだと思えるようにならなければいけません。教えるのは親であり、周囲の大人です。だから親は、一人でできるようになりなさいではなく、困ったら助けてと声を上げられるようになりなさい、と言ってあげなくてはいけないのです。困ったときは困ったと言っていいんだよ、言わなければ誰も分からないよと教えてあげるのです。

　愛着はコミュニケーションの土台です。コミュニケーションという言葉も人によって解釈の仕方にはばらつきがありますが、誰とでもそつなく付き合えて、友達がたくさんいるのがいい状態だという認識が土台にはあるようです。それも一つの才能であり長所ですが、果たしてそれがコミュニケーション上手の条件になるかというと、必ずしもそうとはいえません。

　コミュニケーション上手な子は甘え上手です。そして、周囲には甘えを許してくれる人がいっぱいいるはずだよということを、親が、言葉であれ態度であれ、日常生活のなかで子どもに教えることができたら、その子は安心して自立への一歩を踏み出せるはずです。

不快なことを発信させるのも親の役目

愛着は子どもの世話をするなかでも育まれていきます。

そのなかには、子どものしてほしいことに応える行為が多々あります。お腹がすいた、ミルクが欲しい、おしっこをした、おむつを替えて、眠くなった、あやすのはやめて、などのようなシグナルを赤ちゃんは1日に何度も出してきます。

空腹や湿ったおむつなどは不快ですから、親に不快であると発信して助けを求めているのです。これは重要なコミュニケーションであり、親がきちんと応えることで愛着が育まれていきます。なかには、子どもの要求に完璧に応えたいあまり、先回りで察知して、子どもがシグナルを出す前にケアしてあげたいと思う親もいますが、それでは良いコミュニケーションとはいえません。

子どもに不快な思いをさせたくないのも親心です。できるだけ泣かせたくない、ぐずらせたくない気持ちも分かります。初めての子であればなおさら子育てを失敗したくないとの思いが強く、それがために空回りして疲れてしまうという悩みもよく耳にするものです。人づてに聞いた話ですが、しょっちゅうわが子のおむつに手を入れて、湿っているとみるやすぐ替える母親がいました。1日に30数回もおむつ替えをしていて、この母親の1日はおむつ替えだけで終わってしまっているのではないかと思うほどです。赤ちゃんにとっても同じで、毎日、おむつを替えられることだけで過ぎていくような感じです。

乳児期は、少しおしっこをしては止まり、またしばらくしてから少しする、といったようにおしっこが小出しになるのが普通です。それを知らない親は多く、湿っているとかぶれの原因になるからと神経質になってしまって、行き過ぎると、この親のように1日中おむつのチェックばかりしているようになってしまいます。

確かに赤ちゃんは不快な思いをしないで済むかもしれませんが、子どもから不快だと発信する機会が奪われていることも意味します。エリクソンは、基本的信頼を獲得するためには、信頼できないような刺激が必要だと述べています。不快を解消してもらう関係を構築するためには、不快さを相手に発信できなければならず、そのためには不快な感覚がどういうものか自分で分からなければいけません。

おむつを例に挙げるならば、お尻が湿って冷たくなるのは確かに、赤ちゃんにはストレスではあります。しかし不快であることを知ることも、赤ちゃんにとっては勉強です。そうでないと、ＳＯＳを出せなくなるからです。

これは赤ちゃんがこれから生きていくなかで経験するであろう不快さ、困難すべてにいえることで、おむつはその原体験のようなものです。これはいけない、一大事だと認識したときにすぐ助けを求めることができる人間に育てるには、困るということはどういうことかが分かるようにするのが大事なのです。不快さをあたえない親が良い親とはいえないということです。

恣意的に不快さや危害をあたえては虐待になってしまいますが、親がなにもかも気を回すことが子育てに求められているわけではないのです。赤ちゃんなりに言葉は話せなくても情報を発信しているので、大人が受け止めて、行為で返してあげるというやりとりがあるのがコミュニケーションです。

おむつが濡れて不快だから泣いて、替えてもらったら気持ち良くなったという一連の経験があるからこそ、親に対する感謝の気持ちと愛着が育つというわけです。不快さを発信させなければ、愛着を育むチャンスを逃してしまいます。

お腹がすけば多少好みでないご飯でもぱくぱく食べてくれます。そのとき、たくさん食べて偉いね、いい子だね、とにこにこしながら語り掛けてあげるほうが、常に眉間にしわを寄せて、こうしたらこの子は満足するだろうか、これをしてはいやがるだろうかなどとこわばった表情で赤ちゃんのそばにいるよりも、ずっと穏やかな愛に満ちた時間を過ごせるのです。

親の欲求を満たそうとするのは、愛着ではなく執着

かつては生まれたばかりの赤ちゃんは無力であると考えられていた時代もありましたが、研究が進むにつれ、赤ちゃんにも生まれつき多くの能力が備わっていることが分かってきています。親の関わりは必須とはいえ、赤ちゃん自身にも能力を伸ばしていこうとする力、すなわち自ら育つポテンシャルももっていると考えられています。

親のなかには、赤ちゃんはからっぽの容器のような存在であり、自分が最初からあたえていかなければならないと思い込んでいる人もいます。そういう自覚のない人でも言動を見ていると、なんでも親主導で子どもは終始受け身だったりすることがよく

あります。しかし赤ちゃんには愛着を感じ取るセンサーがあり、不愉快だという感情を獲得し表出することができるなど、さまざまな能力をもっているのです。

赤ちゃんのそうした能力に気づけないと、愛着と思って接していることが執着になってしまうこともあります。本人はあたえているつもりで、実は欲しがっているのが執着です。執着をもつ親が欲しがっているのは、突き詰めれば自分の意のままになる子どもであり、自分がこうであってほしいと思っている子どもです。もっと簡単にいえば、子どもをコントロールしたがる親は、子どもに執着しているのです。

執着は自分本位で、子どもが自分の思いどおりにならないと不安で仕方がなくなるものです。自分の心理状態が子ども次第になってしまうのです。自分の心理状態を安定させたいがために、自分の言うことを聞く子どもになるようコントロールしてしまうのです。

おむつを頻繁にチェックする母親の行動も、執着の一つといえます。子どもに不快な思いをさせないためだと言いつつ、実は自分が失敗したくない、周囲から責められたくない、いい母親と思われたい、といったような自分本位の考え方が垣間見えます。

愛着は、自分の心理状態を安定させるのが目的ではなく、子どもに安心してほしい気持ちから生まれます。相手本位なのです。もちろん子育てをしていれば、こんな人間に育ってほしいという子どもへの期待をもつのが当たり前です。しかし、育つ主体はあくまで子どもであり、親が代わってあげられるわけではありません。期待が強いあまりになんでもかんでも口を出してコントロールしようとすると、執着になってしまいます。

愛着のつもりで執着になってしまわないようにするには、赤ちゃんといえども一人の人間であり、自分とは違う存在であることを早いうちに心のどこかにとどめておくのが大事です。そのためにも、赤ちゃんは決してからっぽの容器のような存在ではなく、生まれた直後から生きるための力をたくさんもっているということ、赤ちゃんも親を育ててくれていることを、日々の育児から親にも感じ取ってほしいと思います。

乳児期は、育児のさなかにあるととりわけ長く感じられる期間ですが、過ぎてしまうとあっという間で二度と戻れません。だからこそ赤ちゃんから親へあたえられるものをじっくりと味わってほしいのです。

親との愛着を種に、社会性が芽生える

定期健康診断や予防接種などで毎年大勢の子どもと接していると、どのくらい子どもと親の間に愛着が育まれているのか、場合によっては少し愛着形成ができていないといったことが短い診察時間のなかでも分かってきます。

健診は、虐待やネグレクト、あるいは親が育児のことで精神的に参っているなどのヘルプサインを拾い上げる場としても機能しているため、特に集団検診では必要な体制をできる限り整えています。自治体によって差はあると思いますが、埼玉県では臨床心理士と保健師が会場に常駐しており、医師が診察して子どもにあざがあるとか、母親の様子がおかしいなど、気づいたことがあったらメモを各専門職に渡し、専門職から話を聞いてもらうようにしています。

そのような問題がない子でも、たいてい医師が嫌いで、いすに座るや否やくるっと背を向け、親や、保育園児でしたら担当の保育士のほうを向いたり、しがみついたりしようとする子もよくいます。保育園児の場合、ＡちゃんはＣ保育士、ＢちゃんはＤ

保育士といったように担当が決まっており、後ろに複数の保育士がいたとしても、自分の担当の保育士に助けを求めるものです。そして、担当保育士が少しあやすとようやく医師のほうに向き直り、診察を受けさせてくれます。

こんなシーンも、その子と担当保育士との間に愛着が育まれている表れです。

保育士だったら誰でもいいというわけにはいかず、やはり愛着が育まれている担当保育士のことをこの人だったらいいと信頼しているのです。

保育園児は保育士のことを、保育士という役割ではなく、信頼できる人として認識しています。この人は保育士だから懐こうとしているわけではないのです。まず、信頼できるかどうかを見極め、信頼できると思ったから懐くのです。

信頼できるかどうかを見極める力は、親との愛着を育む過程で身についていきます。言い換えれば親との信頼関係が築けたという経験のうえに、外の世界である保育士との信頼関係は築かれていくということです。

親との愛着形成は、いずれ社会へ出ていく子どもにとって必要な、人との信頼関係をつくるための種まきのようなものであり、そうした種が芽生えて大きくなっていくとともに、社会性が身についていくのです。したがって、親との信頼関係が築けていないと保育士のこともなかなか信頼できません。

面白いことに、保育園に預けられた子は1日の大半を保育園で過ごし、家庭で過ごす時間はさほど長くはありませんが、それでも夕方、親が迎えにくるとそれまで保育士にべったりだった子もあっさり離れて親にしがみついたりします。

やはり、愛着の基本は親子関係にあるからなのです。時間の長さではなく、赤ちゃんの頃にしっかりと築かれた絆のほうが強固だということです。

子どもは家では親、園では保育士と自分によくしてくれる人を複数もつようになって使い分けができるようになります。保育園にしろ、幼稚園にしろ、ほかの子どもたちとの関係性も育まれていくようになります。

幼稚園児くらいになると母子分離も見られるようになります。子どもたち同士が遊んでいても、時々ぱっと親のところに戻ってきてちょっと甘えるような態度を取り、また友達のところへ戻っていくといった行動が典型例です。

母子分離とは一般には、子どもが母親から離れても不安にならなくなる状態と説明されることが多いようですが、ある日を境に突然切り替わることはなく、親と一緒にいたい気持ちと、友達と遊びたい気持ちの間で揺れ動く時期があるものです。社会性ができつつあるときにも、自分の見えるところに親がいてくれると安心して、外の社会へ出ていきやすいというのは確かにあると思います。仕事などの都合でそうもいかない親もいると思いますが、そういうときには保育士や幼稚園の先生が代役になります。これまでに信頼関係を築いた人の見まもりが、本人に安心と、外へ出ていく勇気をあたえてくれるのです。

自己肯定感も、愛着なしには育たない

近年、私は週4、5件、発達障害に関する相談を親から受けるようになりました。昔よりも発達障害という言葉が世間に浸透してきたので、相談件数も年々多くなってきていると感じています。

一般に、発達障害児は未成年の8〜10%、学校でも1クラスに1〜2人はいるともいわれており、決して特別な存在ではなくなってきています。学校など集団生活をする場では、発達障害や発達障害が疑われる子どもによく見られる言動のなかでも特に

多動や集中力の欠如が目立つので、相談内容もこれらが多数を占めます。

保育園や幼稚園、学校から毎日のように、勝手にどこかへ行ってしまうとか、友達とうまくやっていけず泣かせてしまうとか、ルールをまもれず周囲とトラブルになるなどの報告を受け、親は皆困り果てている様子です。友達とトラブルを起こせば相手の親からも苦情がくるので、親としてはまたかと気が休まる暇もありません。今は多少変わってきたものの、少し前までは、親の育て方が悪いからだ、と責められることも多く、それも親には大きな精神的ダメージをあたえます。

発達障害は、その人の特性が社会生活に支障を及ぼすほど極端であると判断される場合にそう診断されるのであり、ここまでは正常、ここからは障害と、数値ではっきり線引きできる基準があるわけではありません。発達障害と診断されたとしても、その程度には個人差があり、著しく社会生活に支障が出るケースもあれば、環境を整えるなどで十分に適応していけるケースもあり、さまざまです。

共通していえるのは、発達障害の子はそうではない子よりも周囲から怒られることが多く、そのことが自信喪失につながりやすいということです。

毎日のように、駄目と言われ続けていればそうなってしまいます。しかも本人はなぜ駄目なのかがピンときていません。発達障害の子の言動はそのほとんどに、悪気などないからです。

怒られてばかりいると、自分は駄目だとか、自分なんていないほうがいいと思い詰めてしまうこともあります。言動を否定され続けていると、自分の存在価値にまで疑問をもってしまうのです。

ありのままの自分でいい、と自分自身を受け入れることを自己肯定感といいます。特に発達障害があると自己肯定感が育まれにくいといえます。

自己肯定感がなくなるととても生きにくくなってしまいます。これは発達障害の子に限ったことではなく、すべての子に対していえることです。障害があってもなくても、どのような子でも、愛着が十分に育まれていけば、自分の状態やおかれている状況を受け入れやすく、自己肯定感も育っていきます。自分のことを親や周囲が受け入れてくれていることが愛着を通して実感できるからです。

信頼関係の構築から愛着で得た、良好な人間関係の原型を胸に、子どもは外の世界へと踏み出していきます。愛着が十分に育まれ、自分も他人も大事にできる子なら、世界はとても優しく、前向きな気運に満ちたものであるはずです。

第3章

よりそう子育て

自己肯定感を育むことが
子どもの才能を伸ばす

「分かってくれない」は、見返り欲しさの言い訳？

子どもが言葉を発するようになって自己主張をしはじめると、親が子に対して私はこれだけ思っているのに分かってくれない、これだけやっているのに期待に応えてくれないといった悩みを診察室で聞くことが増えてきます。

具体的な相談内容は多岐にわたるものの、突き詰めれば、分かってくれないのが悩みの核心であることが多いです。

こういう悩みをもつこと自体、特別でも問題でもなく、子育てをしていくなかで誰もが直面するといってもいいくらい、よくある壁の一つだと私は認識しています。

親になるとは、親になりたいと思った人の自己実現といえます。意図せず妊娠したケースを除いて、ほとんどの場合は子をもちたくて、親になりたくて行動し努力もします。特に近年は出産年齢の高齢化もあり、医療の力を借りるなど苦労をして子を得ることも増えてきています。

自分たちが苦労して得た子どもほど、思い入れも強くなりがちです。つまり、子どもを自分の思い描いた子どもにしたい、自分にとって満足できる子どもになってほしいという願望が大きくなりやすいといえます。

ただ、親が満足する子になること＝自分が良い親になったと世間から勲章でももらえるかのように思ってしまうと、子育てが子どものためではなく、自分のためになってしまうのではないかと思います。

自分がいかに良い親になるかは、子育てという貴重な経験でなにを得るかに懸かってくる、こう思うこと自体は間違いではないのですが、それが行き過ぎて子育てに見返りを求めるようになってしまうとしたら心配です。なにを得るかは親が要求して得るものではなく、ギフトとして自然に手のなかに入ってくるもので、その時期も決まっているわけではないと思うのです。

分かってくれないというのも、これだけ言ったのに、やったのに、聞き入れてくれない、従ってくれない、といった見返りのうちに入ります。見返りがないのは子どものせいなのか、などと、知らず知らずのうちに子どもを否定することで、自分が良い親という名の勲章をもらえない言い訳をしているのではないかと私は思います。

自己肯定感は、長所も短所も「これが自分」と認めること

自己肯定感は、ありのままの自分でいいのだ、存在していていいんだという感覚のことをいいます。字面から、自分は人より優れていると自信をもつこと、との印象を受けるかと思います。自分のこんなところは人に自慢できる長所だといったような、アピールポイントのことを自己肯定感だと思っている人もいるようです。

しかし、自己肯定感には人と比べて優劣を競う意味合いはありません。そもそも、すべての面で人より優れているなんて人はおらず、〇〇は優れていても、××は人並み、△△は苦手、というのは誰にでもあることです。もし仮に、自己肯定感が人より優れていると自信をもつことならば、人より優れていると思ったら高くなり、劣っていると思ったら低くなってしまいます。自己肯定感は、そんな不安定なものではありません。

自己肯定感は自分の長所や良い行いだけを自画自賛して得られるものでもありません。自分の短所も含めて、これが自分だと受け入れる感覚です。また、なにかができ

る、できないということも関係ありません。例えば、○歳だったらこのくらいのことはできないといけないと一般的に言われるようなことができなかったとしても、それで自己肯定感が低くなるわけではありません。

どんな自分であっても、存在すること自体に価値がある、生きているだけで幸せだと思える感覚なのです。もちろん短所を克服しようとか、できていないことをできるようにしよう、とする気持ちや努力は大切です。自己肯定感が高い＝今の自分を受け入れているのだから、それ以上なにもしなくていい、ということでは決してありません。

むしろ、今の自分を受け入れているからこそ、もっと高みを目指し前向きに取り組めるエネルギーが湧いてくるのです。もし、自己肯定感が低く、自分は存在していても意味がない人間などと思っていたら、向上心など生まれるはずがありません。なにをするにも意欲が湧いてこない、どうせうまくいかないなどと、最初から諦めてしまうと思います。

逆に、自己肯定感が高ければ、なにかをやってみて失敗したとしても、今回は仕方ない、次こそ頑張ろう、と気持ちを切り替えることができ、新たなパワーも出てきます。根本的に自分自身を認め、信じているからです。

自分さえよければ、は自己肯定感にあらず

自己肯定感が高い＝自尊心が高く自分さえよければいい、というイメージは誤りです。自分ばかりがかわいくて、周囲の人のことを下に見て、自分さえよければと人を押しのけたり、自分だけいい思いをしようとしたりする人の自己肯定感は、高いとはいえません。自分を大切にするのと同じように、他人のことも大切にできるのが自己肯定感の高い人です。

自己肯定感が高い人は、欠点も含めて、これが自分だ、と自分を受け入れられる人ですから、他者に対しても同じように考えることができるのです。つまり、他者に欠点があっても見下したり拒絶したりせず、欠点も含めて、その人らしさを認めることができるというわけです。

コミュニケーションの面でも、自己肯定感が高い人は自分を認め信じていますから、

人の顔色をうかがって言いたいことも言えないなんてことはなく、主張があればはっきり言いますし、同時に、相手の立場もよく慮《おもんぱか》ることができ、思いやりをもって接することができるのです。

一方的に自分の主張ばかりして相手の言い分に耳を貸さなかったり、相手を傷つけるまでやりこめてしまったりするのは、実は自分自身に自信がなく、否定されるのが怖い心理の裏返しといえます。自分は常に正しいと言葉や態度で表していても、それは自己肯定感が高いのではなく、自信のない自分をまもるために取り繕った策でしかないといえます。

自己肯定感の高い人は、社会のなかで自分も自分以外の人もありのままの存在を認め、ともに幸せに生きていこうとする努力ができる人なのです。

自己肯定感は、親子の愛着の延長にある

三つ子の魂百までということわざがあるように、人の信念や価値観は幼い頃にかな

りの部分が、形成されると私は思っています。自己肯定感も、親子関係をはじめ、幼児期の人との関わりのなかで育ちます。近年は幼少の頃から読み書きや英会話などの英才教育を施す親も増えているようですが、その子のありのままを認め、良い面をどんどん褒めて、自信をつけさせることも教育の一環として、親自身が積極的に働きかけるべきことではないかなと思っています。

私のもとにはよく、診察の折に良い塾を知らないかなどといった教育にまつわる相談が寄せられます。塾に通わせることが悪いとは思いませんが、子どもが塾へ行かずとも自発的に学習する姿勢を親が育んであげることのほうが大事ではないかと思ったりします。本来、親がすべきことまで外部へアウトソーシングしていないか、私は気に掛かっています。

まして自己肯定感を教える塾などはありませんし、学校に丸投げするわけにもいきません。なぜなら自己肯定感は、親子の間に育まれる愛着の延長にあるからです。

あなたは家族の一員として、あるいは社会の一員として、かけがえのない存在といったメッセージを、親や周囲の大人があたえ続けることで、その子の自己肯定感は育っていきます。

自己肯定感の形成は幼児期が重要な時期と考えられますが、幼児期を過ぎてしまったらもう手遅れか、といえばそんなことはありませんし、子どもの頃にしっかりと自己肯定感を高める教育を受けたとしても、大人になる過程で非常に大きなストレスにさらされたりすると、自己肯定感が揺らぐこともないとはいえません。

ただ、幼児期の伸び幅は、ほかの時期よりもぐんと大きいといわれていますし、幼児期に自己肯定感が十分育まれれば、児童期以降、自分で考え行動し、困難を乗り切るといった自立する力もついていきます。

自己肯定感が高いと、自分にいつもＯＫを出せるので、自信ももてますし安心感も得られます。揺るぎない自分がいつも自分のなかにいて、大丈夫、と言ってくれているような感覚です。そのため将来、自分のやりたいことを見つけたり、自分のなりたい将来像を描いたりして、そこへ向かって自主的に努力することもしやすいわけです。

このような理由から、家庭でも、保育園や幼稚園、学校などの施設でも、早いうちから自己肯定感を育てる、ありのままの自分でいいと存在を認め、自分を尊重できるようにするための関わり合いがとても大切になってくると考えます。

いやいや期は自己肯定感を育む絶好の機会

では自己肯定感が育まれる時期に親としてどんなことに留意すればいいかについては、子どもに自我が芽生えてきたときの親や周囲の対応が、自己肯定感の形成に実はかなり影響するのではないかというのが私の考えです。

なぜなら、自我が芽生えてくると子どもは親の言うことを聞かなくなってくるものですが、そのときに親が子どもを否定し抑え込んでしまうと子どもに自己肯定感が生まれにくくなると思うからです。逆に、うまく受け入れつつ折り合いをつけつつ対応できれば、育ちやすいと思います。

幼児期の自我の芽生えは、親へのいやいや、といった態度表明ではじまります。いわゆるいやいや期です。

それまで手が掛からず育ってきた子が、だだをこねるようになった、親子が初めて相対する場面を迎える時期がいやいや期ではないかと思われます。

またはじまったとか、どうしようといったように、この時期の子どものいやいやは特に、時や場所を選ばず起こりますから、親にとっては戦々恐々です。家でならまだしも、公の場で突然泣かれたりじたばたされたりすれば、周囲の目も気になります。しつけができていないなどと心ない視線を投げかけられるように感じて身の置き所がなくなった経験のある人もいるのではないかと思います。

しかし、子どものいやいやは自己主張のはじまりであり、新たな成長段階にステップアップしたサインといえます。大人になっても同じようにいやいやするようでは問題ですが、2歳頃の子どもなら、いやいやはある行動をしたいか、したくないか、自分で判断をするようになった表れで、とても喜ばしいことなのです。

一見、親にとっては理不尽にも思えるようないやいやには、自分なりに考え、判断し、人に伝えるという、大人になって社会生活を送るうえで必要な言語コミュニケーションの基本能力がすべて込められています。子どものこうした能力を認め、伸ばさない手はありません。

この時期の子どもは言葉を覚えはじめたとはいえ、もちろんボキャブラリーは多くありませんのでうまく表現することができません。だから、なんでも、いや！になってしまうと考えることができます。子ども自身ももどかしさを感じているのかと思います。

すべからく否定する子の態度に、親といえどもうんざりさせられるのはよく分かりますが、ここでこの場さえ収めればと安易になだめたり、言いなりになったり、あるいは叱りつけて黙らせたり親の都合で対処してしまうと、子どもが自分で考え、判断し、伝える能力を育むチャンスを逸することになってしまいます。

「なぜ？」で子ども自身に考えさせる

自己主張しない子、できない子が今の時代、果たして社会で伸び伸びと生きていけるのか、私たち大人が考えていかなければなりません。親の都合もありますが、子どもにも言い分があるはずで、だからこそ言葉足らずながらも自己主張しているのです。親はいらだちをぐっとこらえ、子とちゃんと向き合うことが、コミュニケーション能力を育むとともに親子の信頼関係を深めていくのに大切ではないかというのが私の考えです。

具体的には、なぜいやなの？　と問いかけてみることが一つの方法になり得ると思います。それでどのような返事がくるか、あるいはこないかは子どもによりさまざまですが、少なくとも、自分の言い分を聞いてもらえるというポジティブな気持ちは子どものなかに残ります。そして、それまで条件反射的になんでもいやだいやだとだだをこねていた子でも、なぜいやなのかを自分なりに考えるようになるのです。ボキャブラリーが増えてくれば、自分なりに説明を試みるようになり、少しずつ気持ちや考えていることを表現できるようになっていき、いやいやもだんだん、収まってくるのです。

子どもの意見を聞くことは、これから学童期にかけても重要だと私は考えています。というのも、いわゆる反抗期がいずれ学童期以降にやってきますので、そのときに親子のコミュニケーションが取れていれば、壁を乗り越えやすくなるからです。

そしてこちらからも、言葉で、なぜしてほしいか、してはいけないかを伝えることが大切です。子どもといえども論理立てて説明するのです。論理などというと、なんだか小難しいことのようで、子どもに通じるわけない、と思ってしまうかもしれませんが、言葉遣いが難しいことと、筋が通っていることとは別で、優しい言葉を使っても論理的な説明はできます。その子が理解できる言葉を使って理路整然と話すことは頭を使いますし、反射的に怒ったりなだめたりするよりは時間も掛かるかと思います。ただ、その分、感情的になるのを抑える効果はあるようにも思います。

ただ、そんなふうに冷静な対応をすれば子どもの聞き分けがよくなるかといえばそうとは限らず、いらだちを抑え、親なりに一生懸命考えて話をした甲斐もなく、がっかりしてしまうこともあります。でも、辛抱強く、次に同じようないやいやが起こったらまた同じようにやってみることが大切ではないかなと私は思います。ぶれずに、自分の親としての態度はこうである、と子どもに分かってもらうことが肝心です。

いやいや期は親にとってのトレーニング期でもあるのです。

ご褒美は裏目に出ることも

いやいや期に限りませんが、子どもに手を焼いたとき、その場をなんとかしのごうと、ご褒美で釣る親は多いのではないかと思います。少し大きくなってきて、家のことを手伝わせたいとか、あるいはゲームを切り上げさせたいなど、子どもにしてほしいことがある、あるいはやめてほしいことがあるときに、これをやったら（やめたら）○○をあげるからなどと交換条件をもち出したことは、親なら一度や二度はあるのではないかと思います。

まだ子どもが小さく、いやいやとだだをこねているときなどは、気をそらすという意味で有効なことはあるのですが、こうしたことが日常的になってしまうのには問題を感じています。なにをするにも、やめるにも、ご褒美を期待するような子になってしまう恐れがあるからです。

ご褒美が欲しいときには応じますが、欲しくないときには応じません。これは大人にもあてはまります。いやいや期だけのことではなく、もう少し大きくなって、○○買ってあげるから××して（あるいは××をやめて）と言っても、子どもはそんなのいらない（だからやらない、やめない）となってしまいます。そうなると結局、子どもに振り回されてしまうことになりますし、親がどうしてやってほしいのか、やめてほしいのか、その理由や考えが、子どもに伝わらないことにもなります。

そもそもご褒美と、やってほしい、やらないでほしい行動との間に論理性はありません。いわば場当たり的な対応であり、その場はそれで収まったとしても、次につながるのかといえば疑問です。それよりも、なぜやってほしいのか、やらないでほしいのかを論理的に話すほうが、子どもの成長のためになるのは明らかです。

ご褒美をあげてはいけない、と言いたいわけではありません。子どもが努力してなにかをなし得たとき、欲しかったものが手に入るのは確かにモチベーションアップにつながります。ご褒美は、結果が出てからあたえる、と線引きをして、むやみにちらつかせないほうが得策と思います。

「褒める」は誰もが使える子育てのマジック

子育てにあたって、論理的でしかも交換条件にならないご褒美とはなにかといえば、やはり褒めることだといえます。

褒めることの大切さは、たいていどの育児書にも書いてあり、改めていうまでもなく十分理解できるはずと思います。

学生を対象にした研究で、ある試験を受けてもらったあと、採点は研究者が担当し、教師に高得点の生徒が誰だったかを知らせる、というものがあります。ただし、試験内容はでたらめで、高得点の生徒も実は研究者側がランダムで決め、いわばうその報告を教師にするというものでした。

ところが、ある学生について、この子は優秀です、これからすごく伸びます、と知らせたところ、以降、教師の当該学生への関わり方が変わって、本当にその学生は成績が上がったのです。本当はなんの根拠もないのに、教師が、この子は優秀だと学生を褒めたり熱心に教えたりすれば良い結果が出るのです。

『マイ・フェア・レディ』という往年の米国映画も、オードリー・ヘプバーンが演じる上流社会とは無縁だった女性を、一人の男性が見初め、褒めそやしながら身なりやマナーを教えていった結果、社交界でも一目置かれる貴婦人に成長したというまさにシンデレラストーリーです。でも決して絵空事にとどまらず、褒めれば伸びるという不変のメッセージをうまく伝えていると私は思っています。

よくできたね、すごいね、とポジティブな言葉を掛け続けることで、自己肯定感はつくられていき、新しいことにチャレンジする精神も育つということを、この名作は教えてくれます。

褒めることは、時に人の隠された能力も引き出し成長させることができる、誰でも使えるマジックなのです。

褒めるときは、理由も添えて

幼児期には、自分でできるようになることがどんどん増えていきます。初めてできたときなどは親もうれしいため、最初は褒めていても、それがだんだん日常のことになり、できて当たり前になってくると今度はうまくできなかったときのほうが目についてきます。

私は医師の立場から発達障害の子とその親に多く接する機会があり、毎日のようにそのような、できない焦りや怒りに溺れそうになってしまっている親からの相談も数多く受けてきました。特に幼児～学童期には、集団行動の機会が増えるにしたがい、ＡＤＨＤがあるとその特性が目立ってきやすい時期といえます。

ＡＤＨＤには、勝手な言動をしてしまい集団行動ができなかったり、興味の対象がころころ変わり、一つのことが長続きしなかったり、なにか作業をするにも指示どおりにしなかったりといった特性がよく見られます。結果的に、周囲に迷惑を掛けてしまうことが多くなるので、親もことごとく怒らずにはいられなくなってしまいます。

難しいのは、発達障害の場合、本人に悪気はありませんので、一般常識で考えれば言わなくても分かるようなことも、本人にしてみれば、どうして怒られるのかは、説明してもらわなければ理解できないことが多いということです。わけも分からず毎日怒られてばかりいれば、子どもは自信を失いますし自己肯定感も育ちません。そのため、発達障害の子をもつ親こそ意識して褒めることが大事になってきます。

私が、子どもの発達障害のことで相談に来る親にまず必ず尋ねるのは、その子のいいところ、伸ばしたいところはどんなことか、ということです。最初のうちこそいいところなんてないと言わんばかりの親でも、少し考える時間をあたえれば、自分の子は小さい子には優しくするとか、弟の面倒をよく見るなどいくつか挙げてくるものです。

私はそういう兆候があったら褒めるべきですとアドバイスします。その際にこういうところが良かったと、子どもに理由を必ず話すように心掛けてほしいと付け加えます。本人が照れるくらいたくさん褒めてくださいね、できれば言葉だけでなく表情も態度もオーバーなくらいにとも伝えます。ときにはしっかりと抱いてあげてもいいと思います。

褒めることはおだてることとは違いますので、なんでも理屈抜きでいいよと言えばいいというものではありません。理由を添えることで、子どもは初めて、自分がどうすれば評価されるのかを理解します。

短所は一つだけ、直ればいい

一方、これだけはやってほしくないことも尋ねます。こちらはたいてい、あれもこれもとたくさん出てくるものですが、どれか一つに絞ってもらいます。それを本人がやってしまった場合には、頭ごなしに叱らず、こういう理由だからやらないで、と言葉で諭してみましょうとアドバイスします。ここでも、理由を添えることがポイントです。

感情的になってしまうと親も子も精神的に疲れてしまいますし、子どもにとっては怒られた怖さや悲しみなどのネガティブな感情だけが残りがちで、次は気をつけようといった前向きな気持ちになりにくくなってしまうからです。

ポイントは、声のトーンを落としてゆっくり話すことです。かっとなるとつい声高になり、早口でまくしたてたり畳み掛けたりしがちですが、それではやはりネガティブな感情が双方とも大きくなってしまいます。胸中は怒っていたとしても、意識してゆっくり、低い声で話すと、感情の高ぶりが収まってきます。冷静に言い聞かせることで、子どもも親自身も落ち着き、伝えたいことが伝わりやすくなります。

もう一つ、大事なことがあります。そうやって言い聞かせたとしてもまた同じことをしてしまった場合、この間言ったのにどうしてまたやるの！　などと怒らず、前回と同じように対応する、ということです。つまり声のトーンを落としてゆっくりと、こういう理由だからやらないでねと諭すのです。

こうしたことは忍耐を必要としますが、子どもがやったことに対する親の反応、態度がまちまちになると、子どもは親の顔色をうかがうようになってしまいます。親が怒るからしない、という思考パターンに陥ると、やはり自信のないまま、自己肯定感が低いまま育ってしまうことになります。

そして、これだけはやってほしくないこと以外はちょっと脇に置いておく、つまり見逃すことです。これも、自分が注意しなければずっと改めないままになってしまうのでは、と心配かもしれませんが、子どもにとっては、１日に何度も、あれもこれもと諭されればまたか、となって、親の言うことが素直に受け取れなくなってしまう恐れがあります。

やってほしいこと、ほしくないことを絞って、強化するのは認知行動療法という心理学的アプローチによる治療法のセオリーでもあります。ただ、見逃すといっても、あなたのことは見ていますよというメッセージを発することは大事です。言葉にしなくてもよく、視線を向けているだけでも、子どもは敏感に、見られていることを感じています。

とにかく、子どもがやってほしいことをしたときには思い切り、しっかりと褒めることです。これで子どもには自己肯定感が育ちやすくなります。やってほしくないことをしたときには、感情的にならずに諭すことです。そして褒めるときも諭すときも、なぜいいのか、悪いのかを言い添えることで、子どもは自身の頭で考えて行動する習慣がついてきます。

1歳の子でも、褒めれば得意になるもの

言葉で伝えるといっても、子が言葉を理解できなければ伝わりませんので、伝える側としてもその子の理解度に応じて使う言葉や言い回しを工夫する必要があります。それでも、うまく伝わらないことはあると思うのです。特に発達障害の子では、1回言っただけで伝わることはまずなく、親に忍耐が求められます。

褒めるときはすらすらと言葉が出てきても、諭すときはどんなふうにいったらいいものかと考えあぐねたり、いざ話すときに親でも身構えてしまったりするかと想像します。

ただ、発達障害があってもなくても、この子にこんなこと言っても分からないだろうと最初から言葉にすることを諦めてしまっては、そこでコミュニケーションが途切

れてしまいます。その子にとっての成長のチャンスが閉ざされてしまうのは残念に思います。

なにかしら口に出せば、表情にもそのときの感情は出るものです。褒めるときはともかく、諭すときに少なくとも、怒ってはいないよと冷静であることが伝わるだけでも、子はびくびくしたりせず、落ち着いて言うことを聞こうとしてくれるのではないかなと思っています。

私は乳児健診などの場で、生まれて数カ月の赤ちゃんにもあいさつをしますし、医師や診察がいやでぐずる子もなだめたりしています。言葉がまだほとんど分からない月齢の子であっても、こちらが真剣に対応すればその思いを汲みとってくれる、と感じたことが何度となくあります。

1歳くらいになって歩きはじめた子に、あんよは上手と褒めると、とことこと先へ行こうとします。なにかご褒美をあげるわけではなく、褒めるだけでこんなに幼い子でもうれしく、得意げになって、頑張ろうとするのです。褒めれば自信がつく、というのは言葉がまだ分からないうちから備わっている基本的な感情なのだと思います。

「いい言葉」で子どもは伸び伸び育つ

　昨今、子どもを伸ばし、いい子に育てるための言葉掛けについて書かれた本をよく見かけます。そうした本には、よくできたね、偉いねなどの褒め言葉もよく取り上げられているようですが、書かれてあることをただまねして、とってつけたように褒めたり励ましたりしたとしたら、うわべだけと子どもは敏感に察してしまうのではないかなと思います。

　親の覚悟に通ずるものがありますが、なにがあってもあなたの味方といったメッセージが言葉に込められていることが、なにを言うかよりも大事です。いちばん近い関係の人に認めてもらっている、と思えるような言葉掛けが、子どもの自己肯定感を育て、子どもを伸ばしいい子に育てる糧になると私は思います。

　一方、乱暴な言葉、雑な言葉も子どもにうつります。例えば四六時中、親から誰かの悪口を聞かされたとします。そうすれば子どもはその人に会ったことがなくともその人はいやな人間なのだ、と思うでしょうし、自分も人の悪口を言ってもいいんだ、憂さ晴らしをするために悪口を言ってすっきりしよう、などとゆがんだ思い込みをもったりもするものです。親の発するネガティブな言葉はそのまま子どもの価値観に植え付けられてしまう、ということです。

大切に思う人なら、丁寧な言葉を使うのは当然です。もちろん丁寧、とはいっても、家族なのに敬語を使ったり他人行儀のような口のきき方をしたりするのが良いと言いたいわけではありません。要は思いやりのあるポジティブな言葉で包んであげることが、子どもの自己肯定感を育てると考えます。

言葉は、そもそも自分のなかから発せられるもので、心もちが投影されるものですし、言葉を口にすれば自分にも言い聞かせるようなものですので、ネガティブなことを言えば言うほど、子どもに対してだけでなく、親自身もネガティブな思いをどんどん強めてしまうことが考えられます。

名は体を表す、ではないですが、言葉はその人の人となりを表します。悪口や愚痴が多ければ後ろ向きで優しさに欠ける人間になり、表情も険しくなるものですし、人に対していつも、ありがとう、と感謝の言葉を口にしていれば、他者にも好かれ良い人間関係を築いていける人になれると私は信じています。

子は親の鏡などと言われることがあります。子どもの成長にとって、親や周囲の大人から受ける影響は計りしれません。立ち居振る舞いも、言葉も、子どもはしっかり大人の姿を見ているのです。

指示は具体的なほど、行き違いを防げる

褒めるとは子を認めることであり、認められた子は成功体験となって自信につながります。幼少期から成功体験をたくさん積み上げれば積み上げるほど、自己肯定感も高くなるといえます。

だからこそ親には褒めましょうとアドバイスするのですが、頭では褒めなくてはいけないと思っていても、現実には言うことを聞かないやらできないやらで、褒めるより前に叱責や小言が出てしまう、そのような親も多いのではないかと思います。

特に私が立場上、よく接している発達障害の子とその親の場合、どんなに診察室で褒めましょうね、とレクチャーしても、いざ日常生活に戻るとなかなか実践できない

との悩みをよく聞きます。そこで、親子そろって診察室に来てもらい、作業を通して親が子を褒めるトレーニングをすることもあります。

例えば数種類のおもちゃや遊具がある部屋で、親が子に、赤くて丸い積み木をもってきてと言います。子どもが言われたとおりのものをもってきたら、すごく褒めます。言われたとおりにできなくても、叱りません。こういったことを親にやってもらうようにするのです。

ポイントは具体的に指示することです。発達障害のある子は抽象的な指示が理解できないことが多いためです。つまり、子どもが言うとおりにできないとき、親もあいまいな指示をしてしまっていることが多いのです。

発達障害の有無にかかわらず、具体的な指示を心掛けることは親子のコミュニケーションの行き違いを防ぐのにも役立ちますし、なにより褒めるチャンスを増やすことができます。親が思ったとおりにしてくれなかった、ということでいらいらしたり、怒ったりすることも減らせます。子どもは叱られなくなると自己肯定感が高くなり、それとともに感情のコントロールも利くようになってきます。つまり不安や自信のなさから自分のからに閉じこもってしまったり、怒られまいとの自己防衛から他者に攻撃的になったりといった感情の揺れが小さくなっていくのです。

世間的には、言われなくてもやる子が、手の掛からないいい子と思われがちです。しかしそれは自己肯定感が育ち、そのうえに自主性や判断力などが備わってからそうなるのであり、それにはやはり親や周囲から褒めることが重要なのです。コミュニケーションが取れていて、信頼関係ができているから、いわばあうんの呼吸で、言われなくてもやれる子になるのだと思います。そのプロセスを経ていないのに気が利かないなどと嘆くのは少々親の身勝手だといえます。まず親自身が、具体的な指示を出してあげているか、そしてたくさん褒めてあげているかを振り返ってみてはと私は思います。

スモールステップで数多くの成功体験を

子どもができるだけたくさんの成功体験を積んでいくには、あえて成功率の高い課題を選び、あたえてあげることも大切だと思っています。これはできそうにないと最初から思ってしまうような難しい課題を目の前にすれば、誰でも戦意喪失してしまうものですし、やりはじめることができても途中でつまずいたりするとやっぱり駄目だった、と自信を失ってしまいかねません。

ハードルがそもそも高かったと、たとえ本人や周囲が思っていたとしても、できなかった事実は本人に挫折感をあたえてしまいます。そして往々にして、自分の能力や努力が足りないせいだと自分を責めがちになります。

そうなると、あとで同じような課題が出てきたときにもうやらない、と避けてしまったり、どうせちゃんとできないからと、手を抜いてしまったり、といったことになりかねないのです。

子どもに成功体験を積ませるには、ほぼ確実にできるであろう課題をあたえ、できたら褒めるを繰り返して、少しずつ難易度を高くしていくことを心掛けておくといいかと思います。米国の心理学者バラス・スキナーが提唱したスモールステップという考え方です。

少年野球の優れたコーチは守備練習で、まず子どもの真正面に優しくゴロを打ちます。十中八九捕れるような簡単な球で、捕れれば、うまいぞ！　と思い切り褒めます。

次に、ちょっと脇にそれる方向に球を転がし、また捕れたら、よく捕れたな！　と再び思い切り褒めます。そして、次はさらに離れたところへボールを……と、少しずつ難易度を高くしていくのです。

捕れなかったときでも、惜しいなあ！　と一緒に悔しがるのがいいコーチです。決して叱ったりはしません。コーチとこの子は、球をうまく捕るという共通の目標をもつ同志のような感覚になるのです。

すると、初めからではまず無理だろうと思われるような、かなり難しいコースに転がった球でも、いつのまにか捕れるようになったりするのです。高いところにある目標でも、途中の階段の高さを低くすれば、多少時間は掛かっても着実にステップアップし最終的には達成しやすい、ということです。それだけでなく、ステップごとにコーチのように褒めることも、達成への大きな力になっていると考えます。むしろ、スモールステップだけではモチベーションを維持しながら取り組むのは難しいのではないかと思います。できたことに対して、周囲から、できたね、すごいねと認めてもらえることが、大きな自信につながり、さらなる高みを目指すチャレンジ精神を育むからです。

スモールステップは、どこまでできていて、どこからできないのかが分かりやすいという利点もあります。最初から大きな目標に取り組むのでは気づきにくい、つまずきどころが、どの段階でそうなってしまうのか親や周囲が把握しやすいのでアドバイスしやすいですし、できているところまで戻って再チャレンジすることも容易になります。

子どもは4歳くらいになると、ほかの子はでんぐり返しができるのに、自分はできないなどと、ほかの子との優劣を意識しだします。そんなときは子どもながらに、できない自分は駄目、と落ち込んでいるものです。でもスモールステップを親が知っていれば、どこまでできるのか子どもに確認して、そこまでできるなら半分はできているようなものだと、できている部分に目を向けさせる方法が適切です。そうすれば、子どももできないから１００％駄目、ではなく、50％はＯＫとポジティブに考えられるようになり、自己肯定感の向上につながります。すべての子どもが自己肯定感を高められるとは限りませんが、親の理解とよりそいが子どもの励みに必ずつながります。

褒めるとは、普段の振る舞いを認めること

私のことを見ていてほしい、という欲求は誰もがもっているものではないかと思います。子どもであればなおさら、日々の生活のなかで親に見ていてもらっていると思えば安心します。見ていてほしいと願う気持ちは、大人よりもずっと強いと思います。逆に、無視されたりないがしろにされたりしている、と感じれば悲しみや失望、怒りが込み上げてくるものです。

昨今、ネグレクトの問題がメディアでしばしば取り上げられます。自分はここにいなくても親は困らない、などと考えるような子は自己肯定感が高くなるはずがありません。

いつもあなたのことを見ていますよ、とのメッセージを親から発し続けることはとても大事ですし、褒めることがいちばん分かりやすいメッセージになると私は考えます。

褒めるとは、その子の普段の振る舞いを、それでいいんだ、と認めてあげることで

もあり、その振る舞いがなにも周囲から称賛されるような、特別な善行である必要はまったくないわけです。普段の生活で片付けができたとか、一人で着替えができたとか、きょうだいと仲良く遊んだ、といった、大人から見れば何気ないことでも、子どもにとってはチャレンジングだったりすることは多々あります。これでいいのかな、自分はできているかな、と大なり小なり不安だったりするのです。褒めてあげれば自信がつきますし、もっとやろう、とモチベーションも上がるはずです。それが積み重なって、その子の得意分野とか、長所になっていくものではないかなと思うわけです。

ですから、こんなことくらいで褒めるのも、などと出し惜しみせず、当たり前のことも褒めてほしいなと思います。それが子どもにとって、親がちゃんと見ていてくれているという安心感にもつながると私は考えます。

私のクリニックでは、近隣の医科大に所属する医師をこれまでに何人か受け入れ、実際の診療を通して小児医療の研修の場を提供しています。

皆、医師資格をすでに取得しており、実務経験も豊富な人ばかりです。なぜ研修に来るかというと、日本では内科、外科、消化器科といった診療科の専門医の資格をとる条件として一定期間、決められた診療科での研修が必須だからです。私のところにくる医師は、総合診療科といって、臓器にとらわれずなんでも診る診療科の専門医の資格をとるために、一定期間ここで小児科の診療にあたるのです。総合診療医の専門医になるには、小児医療の履修が必須だからです。

今、研修に来ている医師は、すでに医師として6年のキャリアがあり、米国の医師の資格も取得し、所属している大学病院では後輩を教える立場にある実力者です。とても勉強熱心で議論の内容もハイレベルで、人柄も申し分ありません。

そこで私はここまで優秀な人に、自分はなにを教えたらいいのかと考えてしまいます。

しかし、そのような、こちらがなにもしなくてもいいのではと思うような人であっても、褒めることはその人の成長にとって大切なのです。一人の患者の診療を任せて、私は後ろで様子を見ていて、診療後に、あのときはなにを考えてそう判断しましたか、とか、このときこうしたのはなぜ、といったような質問をしながら、振り返りをするということを研修では主に取り上げ、いいと思ったことは必ず褒めるようにしています。それが自信となり、専門医の資格をとったあとの診療に必ず役立つと思うからです。

実績十分でこちらが教えることはないと思うような人であっても、まだまだ伸びしろがある、ということです。できて当然だと思って褒めないでいると、あなたのことをちゃんと見ていますよとのメッセージも伝わらず、優秀な人であっても自信が得難く、成長の機会を失ってしまうかもしれません。

自分を受け入れることは、他人を受け入れること

今高校3年になった男の子が、小学生だったときの話です。その子は得意不得意がはっきりしていて、算数は大の得意だったのですがとにかく動作が鈍く、集団行動でいつも取り残されてしまうような子でした。小学校低学年くらいでは、とにかくかけっこが速いとか、鉄棒ができるとか、運動神経の良い子がヒーロー扱いされほかの子の憧れになったりもするものですが、その子は真逆だったので、皆からはからかいの対象になっていました。

それに加えて、先生までも、早くしなさいと急かす一方で、その子をかばってくれなかったのです。人は焦ると余計に動きがもたついたり、雑になって失敗してしまったりするものです。とうとうその子は小1の2月になって、もう学校へ行くのはいやだと言い出しました。

親が心配し、私のところに連れてきました。幸運なことに、次年度担任予定の教師が学年主任をしていて、その子のことも前から知っており、教師の関わり方に問題があるので、2年生になったら私が担任になりましょう、任せてください、と申し出てくれたのです。

そこでその子は4月からまた学校へ通うようになったのですが、新しく担任になった学年主任の先生は「○○くんは、ちょっと待ってあげれば皆と同じようにできるよ。だから待ってあげてね」と、クラスによく言い聞かせたそうなのです。それで、その子をからかったりはやしたてたりするようなことはぴたりとなくなり、皆待ってくれるようになりました。

その子は算数が得意だったので、いつしか算数博士というニックネームでみんなが呼ぶようになり、むしろ尊敬されるようになったといいます。1年生のときにはのろまなどとはやしたてられていたのに、１８０度周囲の見る目が変わったといえます。

２年生のときの担任は褒めたわけではないのですが、その子が適応できる環境を整えてくれたおかげで、安心して学校へ通いクラスになじめるようになりました。クラスのほかの子にとっても動きが遅いことは悪いことのように頭に植え付けられていたのが、２年生になって別に悪いことではない、待ってあげればいいんだ、と考え方が変わり、自分たちと同じようにできない子も受け入れ優しく接することを学べたというのは大きな収穫だと思います。

本人も、動きが遅いのは悪いことなんだとの思い込みから解放され、動きが遅い自分を受け入れることができたのではないかと思います。

自分を受け入れることは、他人を受け入れることにつながっていきます。自他の違いを認め、互いにそれでいいよ、と受け入れられれば、思いやりのある良好な人間関係を築いていけるようになります。さらに、学童期以降に芽生えてくる、自分がほかの誰とも違う存在で、さらには自分が他者からも認められているという感覚、アイデンティティーが育つ糧にもなっていくのではと思います。

第4章

ゆだねる子育て

自分で考え行動できる人間になるための
アイデンティティー形成

「自分は何者か？」学童期以降はアイデンティティーの確立が課題に

幼児期前後から子どもは、なんでも手が掛かる状況から変化が見られてきます。親は、まだまだ小さいと思っていても、食事にしてもトイレにしても、自分でできることがどんどん加速度的に増えていくのをいやおうなしに実感しているはずです。

そして子どもをとりまく世界が家庭と保育園などの養育する場だけでなくなり、行動範囲も対人関係も広がっていくとともに、自ずと目的をもって物事に取り組むことが子ども自身に求められてきます。幼いながらも、すでにここから社会で独り立ちする、つまり社会的自立のための準備がはじまっているのです。

自分の考えをはっきりもち、目的をもって行動できる基本的な力をアイデンティティーといいます。日本語では自己同一性と訳されることがよくあり、少し硬くて難しい印象をあたえますが、要は、自分はこういう人間である、他人とは違う、と自覚できることととらえていいと思います。

自己肯定感が育まれている子、つまり自分を肯定的にとらえることができている子はアイデンティティーがつくられやすい一方、アイデンティティーがつくられていくことによって、自分を受け入れたり、ポジティブにとらえることができたりすることが分かっています。つまり自己肯定感とアイデンティティーの両方が備われば、その子にとって相互にいい影響を及ぼしあうということです。

このように自分を知り認めるには、他人とは違うことを自覚する前提に立っていますから、自分だけでなく他人のことも理解しようとする姿勢が必要ですし、そのなかで思いやりも育っていくものです。アイデンティティーを確立することはその後の人生を、周囲との人間関係を良好に保ちながら、自分の足でしっかり歩んでいくのに不可欠といっていいくらい、とても大切なことなのです。

「自律性」「主体性」「自尊心」が
アイデンティティーをつくっていく

アイデンティティーは次の３つの要素を獲得していくなかで、確立されていくと考えられます。

まず、自律性です。幼児期には、自分で思ったことがやれるようになったり、これはやろう、これはやらないと自分で判断できるようなったりしてきます。自分自身の欲求がコントロールできるようになる自律性が育ってくる時期なのです。

自律性というのは、親が言うからとか、ルールでそうなっているからではなく、自分で自分を律する力です。自分でなにかをやろうと思って行動する、やめるときも自分でやめると判断して行動することです。しかし本人がやろうとしているときに、親や周囲から横やりが入ったり、やったことを否定され続けたりすると、自律性がうまく育ちません。自分でなにかしたいと思っても、どうせできっこないとか、やっていいのかなとか迷いが生じてしまったりします。

次に、主体性です。親や友達、周囲の人の意見に流されず、自分の考えをもち、自分が考えて行動しようとする力が主体性で、やはり学童期〜思春期にかけてが、最も育まれやすい時期です。

主体性はある程度社会規範とのすりあわせも必要と思っています。主体性を発揮しても、もし社会のルールに反するようなことだと困ってしまいます。こちらも家族や周囲との関わり合いを通じて、正しいこと、そうでないことを学びながら育まれていくことになろうかと思います。

そして、自分にはこれだけのことができる能力があるんだ、と自分に誇りをもつ自尊心も必要です。自己肯定感が他者との比較で自分を受け入れられるようになっていくのに対し、自尊心は人と比べる以前に自分は偉いと思う気持ちだと私は解釈しています。子ども同士の遊びで俺が大将になる、といった役割を決めるとき、本人にはそんな力があるとかないとかはまず考えません。

自律性、主体性、自尊心の3つが十分に育まれると、成功体験も増えていきます。自分を鼓舞できますし、自分で考えたことを行動に移せるようになるからです。成功体験が積み重なっていくことで自信がついていきますし、失敗したとしてもこれも自分の一部だと認められるようになって、だんだん自分はこういう人間なのだというアイデンティティーが確立されていきます。「かけがえのない自分」を自分で認識し大事にできるようになっていくのです。自己肯定感が育ち将来につながるものになっていきます。

ただしこれらも、ベースに乳児期から親子で培われている愛着がなければうまく育ちません。親が子どもを信じ、なにがあっても味方だと言葉や態度で示してあげられれば、子どもも自分を大事にでき、さまざまな経験を通して自分はこういう人間でありかけがえのない存在だと思えるようになります。

「努力すれば報われる」は子の将来性を見失う

私のクリニックには学童期～思春期の子どもも多く受診にやって来ます。幼少の頃から顔見知りの子も多く、長く経過を見ているのでその子のことはよく分かっているつもりでいますし、子のほうも相談しやすいようです。

なかには発達に問題があったり、精神疾患を小さい頃からもっていたりする子もいます。そういう子こそ長く通い慣れた医院で経過を見るほうが親も、本人も安心なのではと思われます。

こうしたこともあって、相談内容は病気のことだけにとどまりません。いじめや不登校の悩みを打ち明けられることもありますし、進路相談を受けることも実は結構あります。また、例えば子どもがお腹が痛い、頭が痛いと言って学校へ行けなくなった、と受診に来られると学童期～思春期の場合は直接そうとは言わなくても、いじめなどの人間関係か、受験の悩みのいずれかをもっているかが大半を占めるような印象です。

そんななかで思うのは、子が大きくなるにしたがい、親がこうなってほしい子どもの像と、子ども自身がこうなりたい自分の像との間にだんだんずれが生じ、双方が悩んでしまうケースが目立ってくるということです。

幼児期の頃は、自分がなりたいものは屈託なく表明しますし、親も子どもが夢をもつことはいいことだと、たとえ実現しないであろうものでも聞いているものです。理想や憧れはさまざまですが、幼児期の子は客観的に自分がなれるに値する人間か、などとはまず考えませんから、皆自由に言いますし、本気でなりたい、なれると思っているものです。

しかし幼児期を過ぎる頃からだんだん、得意なことと苦手なことがはっきりしてくるのにしたがい、周囲と比べるようなことも増えてきます。そのなかで、子どもなりに、より現実的になりたい自分を思い描いていくのではないかなと思います。

親も同じで、成長につれ、より現実的かつ具体的に、こういう子になってほしい、なってくれたらなあ、との願いが出てくるものではないかなと思います。

スポーツが得意そうなら、どこかのクラブに入れてみようか、とか、音楽が好きそうならピアノ教室は……などと、親として子どもが自分の好きなことを見つけて伸び伸びとやれるようになんとかしてあげたい、と思うのはごく自然なことです。しかし、行き過ぎると子どもよりも親の熱量が上回ってしまい、期待という名の荷物を子どもに背負わすことにならないかと心配もしています。

意図的に、子に自分の思い描いた道を歩ませようとする親も多いように感じています。親は、赤ちゃんの頃からずっとわが子を見ているわけですから、子どものことはなんでも知っている気になりやすいものです。でも子どもは学童期ともなればもう親の知らない外の世界へ出ていっています。学校なり習い事なり、交友関係なり、親がハンドリングできるわけではない世界をいくつももっているはずなのですが、それを認めたがらない心理が親にあると、いちいち指示を出したり、本来子どもに任せるべきことを自分が先回りしてやったりするなど、過干渉になってしまうのではないかと思います。

努力すれば報われるとばかりに叱咤激励を繰り返したりするのも、過干渉の一種といえます。こうした親の振る舞いは、子が自主的に歩み独り立ちしていこうとする力をそいでしまったり、将来の選択肢を狭めてしまったりすることにもなりかねないと私は危惧しています。

九州の名門校に通っていた、私の知り合いの子はたいへん成績優秀で、学校から自校の実績を上げるためにも東京大学を受験してほしいと頼まれたそうです。実際、努力して見事、東大でも特に偏差値の高い理Ⅲ（医学部）への入学を果たしました。もちろん周囲は大喜びです。ところが今は弁護士をしています。せっかく入った医学部を中途退学し、別の大学の法学部に入り直したそうです。本人によれば高校当時は医師になりたいとは特別思っていなかったが、周囲からの期待に応えるために受験をした、しかし入学してから医師は自分の性に合っていないように思い、法律のほうに興味が湧いてきたとのことでした。

勉強ができることと、職業への適性があることは切り離して考えるべきで、子どもがなにをしたいのかや、点数が取れること以外でどういった能力をもっているのかを、子どもとともに考えて話し合わないと、望まない回り道をしてしまうのだと思います。

もう一つエピソードを紹介します。

ある年の夏休みの最終日に来た中3の女子Aさんは、明日から学校がはじまると思うと不安でご飯も食べられないと言います。よく話を聞いてみると、進路に悩んでいました。偏差値は67もあって、それなら希望するところへ行けるはずだと言うと、父親がもっと偏差値の高い進学校を希望していると言って相談しに来たのです。なんでも、父親自身がその高校の出身で娘も自分と同じところへ入れたいという気持ちが強く、それが子にとってプレッシャーになっている様子でした。

要するに、父親は今の娘のことを受け入れていないのです。偏差値67でよしとせず、偏差値75レベルの高校に入った自分と同じ道を歩ませたい、とのエゴが子からの話でもびしびし伝わってきます。

付き添ってきた母親はおっとりとしていて、娘は自分より頭が良いから気にしないという感じですが、父親をいさめることはできていない様子です。

私はその子に「高いところにのぼると遠くまで見渡せるようになる。遠くまで見渡せれば今まで見えなかったものが見つかって、選択肢が広がる。だから、高いところにのぼることはいいが、あまり高過ぎるところにのぼると危ないので自分がちょうどよいと思える高さのところでいい」と伝えると、初めて彼女は笑顔を見せてくれました。

振り返ると、彼女は今の自分を認めてもらえたことによる安心から出た笑顔だったと思います。あるいは、その子自身すでにうすうす気づいていて、私の言葉に共感して笑みをこぼしたとも考えられます。

エリート校でビリのほうにいるよりは、偏差値では下でも、そこでトップクラスにいる子のほうが、はるかに自己肯定感が高いと、私は多くの子どもたちを見てきて思います。

高校受験時によりいい高校、エリート校へと望む親もいますが、エリート校に入ればOKではなくて、入ったあとのことまで考えるほうがいいのではと思います。

「あなたはどうしたい？」
親子のやりとりが将来への道を拓く

自分で努力して子どもをつくったという思いを強くしている親が、昔よりも多いように、普段の診療の場でも感じています。その分、自分が思い描いた像どおりでないことを受け入れられない親が多いことに、私は問題意識をもっています。

親が恣意的、つまり自分の思うままに子どもを操作しようとするのは、誕生の過程を考えても自然の摂理にかなっていないと私は考えます。

妊娠はそもそも理屈を超えた神秘的なプロセスです。精子と卵子が出合って成立するものですし、胎児が育っていく間も、親がその成長に必要な栄養素やホルモンなどの物質をあたえる一方ではなく、胎児からもホルモンが分泌されていて、母体を維持するのに役立っています。このようにあくまでも相互のやりとりがあり、誕生に至るのです。

子どもが大きくなっていき、進路や就職といった、社会的な立ち位置を決めていくことも、この延長線上にあります。体や心の成長は親子のやりとりが必要だけれど、進路は親主導で決めていいなんてことはないのです。

親が一方的に子どもをこうしたい、と思い子どもに押し付けるのではなくて、子どもが成長するなかでこまめに、どうなりたいか、なにがしたいか、とやりとりしながら、自然に道筋がついていけばいいなあと私は考えるのです。


私が、親子の相互のやりとりで道筋を決めていくことが大事だと考えるのには、自分自身の子どもの頃の体験がベースにあります。

小学6年生のある日急に先生に呼ばれ、数人のクラスメイトとともに近隣の別の小学校へ行きました。道すがら先生から聞かされたのは、地域の小中学校から数人ずつ代表者が集まり、タバコの体への害について討論会をするのを、どうもかなり前から予定されていたのに先生がすっかり忘れていたようです。

事前に知らされていれば準備もできたのですが、当日急に言われても……と正直、困惑しました。会場となる体育館に着くと何十人もの、同年代の子どもたちが集まっていて、やがて討論会がはじまり、周囲は次々と発言します。そんななか、自分は気後れしてしまい、とうとう最後まで一言も発言できませんでした。一緒に行ったクラスメイトも同じで、所在なげにしていました。帰り道、君はなにも知らなかったのかと、先生からこっぴどく叱られました。しかし、実はタバコについて、なにも知らないわけではなかったのです。というのも父親が当時読んでいた、米国の知識層向け小冊子の日本語訳版を私もよく読んでいて、タバコが健康に及ぼす影響について書かれていたのを覚えていたからです。そのことを教師に話すと、タバコの害について知っていたのに、討論会の場で発言しなかったのは良くないとさらに叱られてしまいました。

前もって先生のほうこそ言ってくれれば準備して発言もできただろうに、と反論したかったのですが、当時は先生に口答えなど許されない時代でぐっとこらえるしかありませんでしたが、どうしても悔しくてたまりませんでした。

そんな体験が私にとって奮起のきっかけ、バネになったのです。

中学校に入ってから、学校主催の弁論大会に立候補して、何百人もの前でしゃべる機会ができたのです。今となってはなにについて話したのかも忘れてしまいましたし、賞を獲ったわけでもなかったのですが、私のなかでは大勢の前で意見を言えた達成感があり、その後も集団のなかで物おじすることなく発言できるようになりました。

つまり、なにが自信のきっかけになるかは分からないということです。私自身のケースでは、小学生のとき、教師と事前にしっかりと意思疎通ができていれば、タバコの討論会のときに成功体験が得られていたのではないかと思うのです。

当時の先生としてみれば、学校を代表する生徒だから、ぶっつけ本番でもなにか発言してくれると期待があったのだろうと思います。しかし、実際には期待どおりにならなかったことを期待に沿えなかった生徒のほうが悪いというのは、責められる側は気分の良いものではありません。

これは親子関係にもあてはまります。勝手に期待して、期待どおりにならないと勝手に怒るような親は、子にとってみればなにを考えているのか分からない存在と同じです。

私はあなたにこうなることを期待しているけれど、あなた自身はどう思っているのかと、自分の考えをしっかりと伝えて子どもの考えも聞くことが大切です。実際にやるのは子どもであり、親が代わってあげられるわけではありませんから、まずは子どもの考えにきちんと耳を傾けることが大事です。

「なんのために？」が、子の自主性を育む

子どものすることなすこと、進学先まで親がつい口を出してしまうのは、裏を返せばそれだけ親が気を回し過ぎ、考え過ぎている表れともいえます。そんなにたくさんのことで頭を悩ませなくても、たった一言掛けるだけで、子どもが自分で道を切り拓く助けとなる、深い考察や思慮深さを身につけられる、そんな言葉があります。

それが、なんのために？　という言葉です。

いわゆる頭の良い子は、塾へ行こうが行かなかろうがすらすらと勉強ができたり、学校でまだ習っていないような難しい問題も解けたりします。そんな優秀な子でも意外と、なんのために勉強するのかまでは考えていないこともあります。

一部のすごくできる子でもそうなのですから、大半の子にとっては、とにかく点数を取らないことにはと、親が叱咤激励して勉強をやらせようとします。なにをしたいかは、希望校に入ってから考えればいい、というスタンスです。

この考え方にはリスクがあります。なぜなら、合格すればいいですが、もし失敗し

てしまったら、その子は今までなんのために勉強してきたのか、なんの意味があったのか、分からなくなってしまうからです。親の期待に応えられなかった申し訳なさや、自分への失望もあります。もしなんのために？　が自分なりにはっきりしていれば、先が見えてもくるものです。でも多くの子にはそれがないから、困ったことになるのです。いわゆる、子が荒れる大きなきっかけの一つに、中学や高校受験の失敗があるのはそのためです。

生きる意味というと大げさに思われるかもしれませんが、自分でこれだというのを自主性をもって意味を見出せるようになるのも大切です。ただ現実的に、言うは易く行うは難しで、どうすればそういう子に育つのかは私にもこれだという答えは分かりません。それでもやはり親が自分の理想とする子どもにしようと干渉するのは良くないということです。自分で考えたり、自分で責任を取ったりしようとしない子になってしまう恐れもあります。

私のクリニックに幼い頃からかかっている小学6年生の女の子は知的な発達が遅れており、算数が際立って苦手な子でした。かけ算、割り算が理解できなかったのです。

こうしたある特定の学習分野に後れをとる障害をＬＤ（学習障害）と呼んだりします。

この子は手先を使うことがとても得意でした。特に編み物は大人顔負けのできで、何度も先生に褒められるほどです。それを本人もよく分かっていたようです。あるとき、私のクリニックを受診したときに、自分は編み物で生きていく、と言うのです。なかなか小6でこういった言葉は出てこないと思うのです。

一方、母親は算数の成績が悪いことをいつも気にしており、先生になんとか力をつけてほしい、計算ができるようにしてほしいと頼んでいるようです。でも先生は、この子の場合、算数の習得に時間を掛けるよりは、得意な編み物の能力を伸ばすほうがいいと母親を諭しました。かけ算、割り算は計算機を使えば生活に不便がないようにはできるけれど、それよりも、この子が編み物で自立できるようにするほうが将来のためになる、と言ったのです。

この子が偉いなあと思うのは、自分は算数ができないと、人より劣っている部分も認めていて、それも自分であると受け入れていることです。そのうえで、得意なことを伸ばしてきたい、生活の糧にしたいとまで将来を見据え、周囲に表明までしているのです。

これが自己肯定感なのです。この子のように学習障害があっても、自己肯定感を育むことはでき、そうすればアイデンティティーも確立し、自立して社会へ出ていけるのです。

この子の場合は先生との信頼関係、言い換えれば愛着ができていたのも良かったと思います。先生が学校の授業重視で、皆と同じように学年相応の学力をつけなければと思っていたなら、話は違う方向にいっていたと推測します。先生がこの子のことをよく見ていて、この子にとっての幸せはなにかを考えてくれたからこそ、親に助言もできたのだと思います。このように愛着は乳児期だけのものではなく、成長してからも、大人になってさえも、信頼関係をつくっていく礎になるのだと私は考えます。

成長を待ってあげることも大事

少し古い理論で、米国の児童精神科医のアレクサンダー・トーマスらによると、乳幼児の気質は手の掛からない子ども（easy child）、手の掛かる子ども（difficult child）、時間の掛かる子ども（slow-to-warm up child）の３タイプに分類されるとしています。手の掛からない子はなにか課題を課しても難なくクリアするし、よく食べるし、新しい環境にもすぐ慣れてぐずったりしない、文字どおり親が育てるのに苦労しない子なのに対し、手の掛かる子はその真逆で、なにをやってもつまずいてしまう子です。その間にあるのが時間の掛かる子どもで、すぐにとはいかないけれどできるようにはなる子とされています。

ただ、実際にはこの理論に基づき作成された評価法でチェックしても分類不能になるケースがほとんどで、すべての子が必ず３タイプのどこかにぴたっとあてはまるようなことはなく、多様化しているといえます。今はこの理論自体あまりいわれなくなってきていますが、今から20～30年くらい前に私が病院の勤務医で母親学級を担当していた頃は、よく引き合いに出していました。

そこで私が話していたのは、自分の子が手の掛かる子であったとしても、親の関わり方次第で、問題なく育っていくということです。ほかの子と比べてうちの子はなかなかできないとか、ぐずることが多くて先に進めないとか、いらつくこともあるはずですが、人生１００年時代ともいわれるなかで、今できないことが、そんなにその先何十年も悪影響を残すことはないのです。勝負しどころはもっと先にある、と考えれば、目先のことで結果を焦らなくてもいい、という考え方です。

待ってみてもどうもできないと思えば周囲に相談すればいいと思います。もちろん不安であれば待っている間に相談するのもよいです。できない不安を子ども本人にぶつけるのはやめるべきだということです。

受験だって、中学受験で勝負しないで高校受験、大学受験で勝負するのも一つの選択肢です。勝負すべき人生の節目はどこかでやって来ますし、その時期によっては別に親が関わらなくても、成長すれば子ども自身が判断するようになります。

子どものこうしたいと思う気持ちを汲みとってあげる余裕もなく、親の希望や要求を子どもに伝え、しかも早く結果を出したい、と思ってしまいがちなのですが、子どものなかから湧き出てくるこうしたい、の気持ちや、それが実行できる能力が自然に熟してくるのを待つことが、長い目で見てその子の自立をサポートすることにつながるのだと思うのです。

「せんせい、あのね」が小学1年生の1学期の壁を乗り越える

保育園は基本的に、安全にいてくれればよいという考え方ですし、幼稚園では多少教育の要素はあっても、そんなに厳しいものではありません。

でも小学校には保育園や幼稚園とは比べものにならないほど、たくさんのさまざまなルールがあり、学校生活を送るうえでルールをまもることが求められます。席順しかり、時間割しかり、当番しかり、もちろん宿題もあります。整理整頓やあいさつなど、しつけの面でも厳しく言われたりします。

そうしたルール、規範がまもれず集団生活で浮いてしまうと、ちょっとこの子は不適応を起こしているかも、とこの段階で気づくことがあります。すべてではありませんが、軽い発達障害の場合もあります。それまでもそうしたサインはちらちら出ていたのかもしれませんが、程度が軽いゆえ、保育園や幼稚園では目立たないのです。

私のクリニックには、そのことで先生から報告を受けたとか、子どもが学校へ行きたがらなくなってしまったと親が相談に来ることもあります。ただ大半は、不登校だ

けで小児科医を受診することにはつながらないと思います。朝になるとお腹が痛いとか頭が痛いと言うなど、症状が出たら医者に診せる、という感じです。

私自身は、症状の有無にかかわらず、特に小学1年生の1学期に様子が変と思ったら、小児科医に相談してもらえたらと思っています。ずるずると学校へ行けなくなってしまう前に受診してもらえれば、その子に応じたアドバイスができることもあります。受診がきっかけで発達障害が分かることもありますし、親にはなにも言わなくても、医師が聞けばどこが痛い、どこが調子が悪いと子どもが訴えてくることもあります。

小児科医の視点で見ると、小学校1年生の1学期は、発達障害も含め環境への不適応が露呈されやすいという理由で、子育てをするうえでの一つの大きな関門といえます。だからこそもっと小児科医を頼ってほしいと思います。

昔、小学1年生の国語の教材に「せんせい、あのね」という作文のための教材がありました。「せんせい、あのね」から書きはじめて、その日あったこととか、今見えているもの、起こっていることなどを先生に伝える体裁で作文するというものです。学校に行けなくなってしまった子は、先生だけでなく友達にも親にもこの、せんせい、あのねが言えなくなってしまっていると思うのです。自分が困っていることを自分だけで抱え込んで、なじめない環境にい続けるのがつらいから、学校に行けなくなってしまうのです。せんせい、あのね、と話せるようになれば、そして先生も耳を傾ければ、状況は変わり得るのではないかなと思っています。私のクリニックにそうした、不登校の子がやってきたときには、自分が困っていることは先生に言っていいんだよ、と、優しく言い聞かせるようにしています。

学校へ手紙を書いたり、電話をしたりしてクリニックでの様子を伝えることもあります。手紙は書く前に私と親との間で話ができますし、親が手紙を持っていけば、そこで先生とも会話ができます。そうしたコミュニケーションが生まれることも期待できるため良いツールだと思っています。

とにかく、子どもが一人、自分の殻に閉じこもってしまわないように周囲が気に掛けて話ができる場をつくることが、ずるずると不登校に至るのを防ぐのには大事だと思っています。

「できない」「しない」の中身が大事

中学校での不適応はさらに複雑化、深刻化しやすい傾向があります。小学校では1人の担任の先生が終日、生徒の様子を見られるので、この子は午後になったら急に元気がなくなった、など変化に気づきやすいですし、一人ひとりの児童の個性も把握しやすいのです。しかし中学校ではクラス担任と授業を担当する教師が別ということもあり、子どもの様子をいつも見ているわけではありません。

校則など学校生活のルールも一段と厳しくなりますし、部活動でも上下関係に気を遣うなど、小学校とは文化、環境が大きく変わります。当然、勉強も厳しくなり、学期ごとに点数や偏差値で評価され、多くは高校受験がありますから、そのうち、こんな点数では希望校に入れないなどと言われてしまうこともあります。

1学期の中間試験が終わった頃からぽつぽつと、心身の不調で学校に行けなくなってしまったとクリニックに来る子が増えてきます。環境の激変についていけず、中学1年生で立ちすくんでしまう子は結構多いのです。

小児科に来てくれればいいのですが、親には学校に行けないという理由だけでは医者にかかろうという発想はまず起こりません。どこか体の具合が悪くなって初めて、受診しようかということになるのがほとんどですが、私は元気がないとか、表情がくらいとか、そういうはっきり病気とは言い切れない状態であっても、学校へ行けない子やその親の相談に乗っています。医師によりスタンスは違うと思いますが、私はそのままずるずると不登校になり、心身の不調を強めてしまう前に支援の手を差し伸べたいと考えています。小児科をもっと頼ってくれていいのです。

不登校に限らず、なにかをやらなかった、とか、できなかったとき、大人はとかく消極的であるとマイナス評価しがちです。しなかった事実にしか目がいかないきらいがあります。でも大切なのは中身で、不登校ならいじめられるから行けないのか、授業や学校生活のルールについていけず苦痛でいやなのか、行っても仕方がないと思っているから行かないのか、では取るべき対策は大きく違ってきます。行動だけでは、その子がどういう思いでそうしたのかまでは分からないものです。

いやいや期ではなぜいやなのかと問うことが大事です。これは学童期でも同じで、頭ごなしに駄目と決めつけず、なぜ、の問いかけを忘れないでほしいと思っています。

「手書きの目標」が、やる気を引き出す

文字にすることは書いた本人にとって、自分の考えや気持ちを整理する助けにもなります。自分で書くという動作を通して、書いたことに責任をもとうと思うようにもなるものです。

勉強にしろ、なんにしろやろうと思ってはいてもなかなか実行に移せない、あるいはやろうとは思っても具体的になにをしたらいいのか分からない、そんなときこそ紙に書くことを試してみてほしいのです。夏休みの宿題を例に挙げれば、○月×日までに読書感想文を書くとか、月末までに自由研究をまとめるなど、いつまでになにをするかが分かるようにします。それでも行動に移せなければさらに細かく、いついつまでに○○の本を読む、いつまでに感想文を書くと分けてもいいです。

子ども自身が書いて机の前など目につくところに貼っておくのです。パソコンではなく、手書きの文字であることがポイントです。自分が書いたのだからやろうという気になりやすいからです。

それでもどこ吹く風でやらない子もなかにはいます。でも、親が自分で決めて書いたのだからやりなさいなどと叱ってしまうと、書いても書かなくても叱られることになり、書いた意味がなくなってしまいます。書いたけれどやれない自分を、貼りだした紙を毎日見ながら本人に考えさせるきっかけができるだけでも、よしとしていいのではないかと思います。

親の出番は褒めるときです。書いたことをやり遂げたらすごく褒めます。これも成功体験の一つです。その積み重ねで自信がつきますし、物事をきちんとやれば達成感が得られるんだということも学びますし、なにより親が自分を見ていてくれることを実感し、安心感や信頼感が育まれていくのです。

「かっとなる子」「すぐ手を出す子」の気持ちのコントロール

うちの子はすぐキレる、かっとなって手が出ると悩んでいる親も多いように思います。小さい頃はかんしゃくを起こしても許容できたとしても、ある程度大きくなって、思いどおりにいかないと急に怒りだし友達に手を出したり、教室で大声を出したり、ものにあたったりするようになると、力も強くなっているので大人でも収めきれないこともありますし、なにより集団のなかで孤立してしまう恐れがあります。

　昨今、そういう感情のコントロールが利かず行き過ぎた言動を起こしてしまう子は増えているともいわれています。怒りの感情をもつこと自体は決して悪ではありません。その子にとっていやなことが起これば自然に湧き出てくるものであり、無理に抑え込もうとしてしまうほうがストレスとなってしまいます。しかしその表現方法が周囲に危害を加えるようであっては問題です。

　私はＡＤＨＤと診断された子で、ささいなことが引きがねとなり周囲にあたりちらしてしまう子を何人も見ていますが、怒りで衝動的に行動してしまうことが共通しています。つまり衝動性が抑えられれば周囲とのトラブルに発展しなくて済むのです。

　親のなかには、すぐ怒っちゃ駄目！　とか、我慢しなさい！　と言ってしまう人も多いようで、気持ちは分かるのですが、それができないから先に手や言葉が出てしまうのですから、やり方を教えてあげる必要があります。

　すぐかっとなり怒鳴ったり手が出てしまったりする人のことを瞬間湯沸かし器など

ということがあるように、怒りっぽい人の怒りのエネルギーは瞬時にピークに達するのが特徴といえます。本人にとっては考える間もなく口や手が勝手に動く感覚だとよく聞きます。

ここで、ほんの数秒でも待てれば怒りの強さは峠を越え、衝動的な言動を抑えやすくなります。その数秒、気をそらすのです。私がよく子ども本人にアドバイスするのは、怒ったらこぶしを固め、ぎゅっと力を入れてみよう、ということです。そうしている数秒の間に、かっと頭にのぼった血が下りてくることはよくあるのです。衝動性を抑えるのに有効な方法の一つだと思います。

たくさんの「できた！」が、夢をかなえるチカラをつける

子どもが将来夢をもつことはとても大事なことだと思います。たとえ親から見ると現実離れしているようなことでも、子どもがそこに興味や関心をもっているからこそ夢として語るわけなので、深掘りしたり、広げていったりしながら、行動力や洞察力

など社会に出て役に立つ力を蓄えていくチャンスだと思うのです。

どんな夢も一朝一夕にかなうわけではありません。ただ空想しているだけでは駄目で、夢に近づくには実際にアクションを起こし、小さくてもいいので成功体験を積むことです。成功体験が自信を生み、さらに先へと進む原動力になります。その繰り返しで夢に近づいていければ、たとえ最終的にはかなわなかったとしても、本人には社会でたくましく自立して生きていける力が十分について、きっといつかは自分を輝かせる場を見つけられると思います。もちろん夢がかなえば申し分ありません。

だからこそ、成功体験は多いほどいいのです。あれもできたじゃないか、これだってできたという自信が、将来困難と直面したときにも挫折せず、突破口を切り拓いていける力になると思いますし、すなわち、人間としての成長なのだと私は思います。

第5章

まもる子育て

慌てる前に知っておきたい
子どもの病気と健康のこと

乳幼児期は「事故からまもる」を第一に

日本は新生児死亡率、乳児死亡率とも世界有数の低水準国です。令和２年「人口動態統計」によれば、出生数１０００に対し新生児の死亡はたったの０・８で、いかに日本の医療レベルが高いかを物語るデータです。

一方で、１～４歳の死亡率は先進国でも高い部類に位置しています。少し古いデータですが２００５年の研究によると、対象となった世界主要22カ国のうち日本は17位、別の研究では先進13カ国のうちワースト２との報告もあります。

なぜ１歳を過ぎると死亡率が上がるのかというと、先天性の病気を除けば、原因の第１位は事故だからで、病気に気を配ることももちろん大事ですが、不慮の事故を防ぐことが、子の命をまもるには重要です。

事故の上位は、交通事故、水の事故、そして転落です。０歳児では窒息による死亡がたいへん目立ちます。

子どもは大人が思っている以上に、衝動的な行動をします。急に高い塀を乗り越えたり、遠くまで行ってしまったり、大人の理屈では説明がつかないこともやってしまいます。

まさか、ここまではしないだろう、と思ったとしても予防策を取っておくことが肝心で、念のために、の心掛けが命を救います。

２０２２（令和４）年現在、消費者庁で「子どもを事故から守る！プロジェクト」活動が関係府省庁との連携で推進されており、消費者庁サイトに公開されていますので、事故予防のノウハウをまとめたハンドブックを参考にするとよいと思います。

子どもが病気になったら……
様子を見ることも大事な治療

子どもの病気も親泣かせの一つです。赤ちゃんは誕生時に母親から免疫をもらっていて、外からのウイルスや、ばい菌から身をまもれるようになっていますが、効果は限定的で生後６カ月頃までです。その後は、自分で免疫をつくりだしていかなくてはなりません。そのため、かかると大事になる感染症に対しては予防接種が必要になってくるわけです。それでも風邪をひいたり、腹をこわしたり、ぶつぶつができたりなど、成長の過程でさまざまな病気にかかりやすいのが子ども、特に乳幼児の宿命ともいえます。病気にかかって治ってを繰り返して、免疫がついていくのです。

そうはいっても、子どもの具合が悪くなれば気が気でなくなるものですし、なんとかしたいと思うのが親心です。さまざまな症状が出るたびに多くの親は慌てて、医療機関に、なんとかしてください、と駆け込んでくるものです。

そのなかにはまれにしか見られないような重篤な病気が隠れていることもないわけではありません。しかし、少なくとも私が開業してからの約30年の間にそうした例は数えるほどしかありません。乳幼児の体調不良とはそういうものだといっても言い過ぎではないほど、ほとんどの場合で数日から1週間様子を見れば回復していくものです。

もちろん、病気の内容や症状の強さによって必要と判断すれば、注射や薬などの処置、処方をします。でも例えば軽い風邪の場合は、自宅であたたかくして栄養をあたえて様子を見ることがいちばんの治療になることも多いのです。

病気の治療にはメリットだけでなくデメリットもあり、子の体調不良にあまり神経質になり過ぎると、行き過ぎた治療行為により、かえって子どもの体に負担を掛けてしまう場合もあるということを知っておいてほしいのです。

「医者に行けばなんでも分かる」の誤解

病気のメカニズムや小児診療の考え方を、風邪の例で説明したいと思います。

熱が出る、だるい、せきが出る、鼻水、のどに違和感がある……一般の人が風邪でイメージする症状はこうした例が挙げられます。子どもが熱っぽくてだるそうにしていて、鼻水が出ていると、風邪をひいたので診てくださいと、親がすでに風邪だと断定して言ってこられることは多いです。

でも、そもそも風邪は、こうした症状を起こす病原体が鼻やのどの上気道に感染することによって起こる病気の総称で、病原体はなにかといえば9割方はウイルス、残りの1割程度は細菌やマイコプラズマ、クラミジアなどウイルス以外の微生物による感染です。

ウイルスにもいろいろな種類がありますます。風邪の原因となるウイルスは２００種類以上にのぼるともいわれており、主なものだけでもＲＳウイルス、パラインフルエンザウイルス、コロナウイルス、エンテロウイルス、アデノウイルス、ライノウイルス、ヒトメタニューモウイルス、ボカウイルスなどが病原体になります。

風邪も、感染源となるウイルスの種類によっては出る症状に特徴のあるものもあり、一般的に風邪の症状と思われている以外の症状が出ることもあるので医者はその時々の教科書の最新版に記載されている内容を読んでパターンを頭に入れ、症状や所見でアデノウイルスだなとか、ノロウイルスかもしれないなどと病原体を推測するのです。

アデノウイルス一つとっても、最新の米国の小児感染症の教科書には１０３もの種類があるとされています。うち一つのウイルスにかかって免疫がついたとしても、ほかの種類にはノーガードですから、毎年のようにいろいろな種類のウイルスに感染しますし、同じウイルスであってもいくつもの型があり、しかも年々変異し、次々に新しいウイルスに感染するため、繰り返しひいてしまうというわけです。

風邪に対し、どのウイルスでかかっているのか調べてほしいなどと言う人はまずいません。検査方法がないわけではありませんが、なにしろアデノウイルスだけで１０３種類、全部で２００種類以上あるウイルスのなかから、今あなたの子どもがかかっている風邪の原因はこのウイルスですと特定するには精度が低く、非常に困難です。検査キットも高価で、１回１万円するともいわれています。

仮に特定できたとして、ウイルスを排除したり殺傷したりする薬は、インフルエンザ以外は存在しません。ですので原因を特定することには意味がなく、病気にかかっている子どもになんのメリットもありません。

風邪に限ったことではありません。医者に行けば、今起こっている症状がどこからきているのかたちどころに分かる、と世間では思われているふしがありますが、実際には風邪をはじめ、原因が突き止められない症状も非常に多く、医師は問診をはじめとした診察や、検査の結果などを総合し、筋道を考えながら病名のあたりをつけ治療方針を立てていくのが診療の常なのです。これを臨床推論といいます。

臨床推論にあたっては最初からまれな病気を想定したりせず、多くの人がかかる病気から想定していきます。一方で、重篤な病気ではないことを確認したうえ治療を進めていくことも鉄則です。

風邪を治すのは薬ではない

風邪は通常であれば多くの場合、数日で症状が治まります。風邪によって起こるさまざまな症状は、体の免疫が病原体と戦っているサインなのであり、病原体自体が起こしているのではありません。症状はウイルスが暴れて起こしているのではなく、体の免疫のほうがウイルスに反応し起こっているのです。そうなると、風邪薬とはなんのためにあるのかと疑問をもつはずです。体がウイルスに反応しなければ、ウイルスはやっつけられません。その症状を抑えてしまったら、体がウイルスをやっつける戦力をそぐことになってしまいかねない点に注意が必要です。そもそも、体の免疫がウイルスと戦っている結果、さまざまな症状が起こっているので、むやみに抑えてしまうということは、免疫の戦力をそぐことにつながりかねないという点に注意が必要です。

症状が強いと、体力が落ちてしまいウイルスがなかなかやっつけられなくなるので、その場合は薬で抑えるほうが良いです。高熱が続くと体力を落としてしまうので、患者がぐったりしているのであれば解熱剤は有効です。でも、多少熱があっても元気な様子なら薬で無理に下げる必要はありません。熱を上げることでウイルスが生きにくくなり、熱を出して体をまもろうとしているのです。免疫にどんどん戦ってもらい、ウイルスを早く退治してもらうほうが得策です。

せきや鼻水は時間が経てば治っていくものです。早く飲めば早く効くは、ただの風邪であれば真実とはいえません。早く飲んでも薬代が掛かるだけで、治るまでの日数はそう変わらないのです。メリット、デメリットを考えれば、風邪の場合は軽ければ、なにも使わず回復するのを待つのが、いちばんいいとも思うのです。

最近、診察室でこのような話をすると、薬なしで様子を見ます、と言う患者がぽつぽつと増えてきました。

なにもしないことも治療なのです。もちろんすべての病気の治療に科学的証拠があるとは限りませんが、発症率の高い病気は治療法も研究が進むなどして頻繁にアップデートがされますので、医師は常に新しい情報をもっているべきだと考えます。

自宅療養の場合は体がウイルスと戦う力を助けるため、水分や栄養を十分補給しながら安静にするのがいちばんです。特に発熱時には発汗で脱水症状を起こしやすくなるのでこまめな水分補給を心掛けてください。

そうはいっても、放っておいてどんどん悪くなったらどうしようと心配な親もいるかもしれませんが、決して様子を見る＝放っておくわけではありません。医師から、もし2日経っても熱が下がらなかったらとか、新たな症状が表れたら連れてきてくださいと言われるはずです。高熱で苦しがっていれば体力が奪われないよう解熱剤を処方することはあります。

2、3日経って手足や口の中にぽつぽつが出てきたら手足口病と分かります。緑や黄色のどろどろした鼻汁が出てきたら風邪とは違う細菌による感染が疑われます。経過を見ることで病気の正体がはっきりして適切な治療ができるのです。診療では判断を急がず経過を見ることも正しい診断と治療のためには大事なのです。

抗生物質（抗菌薬）は風邪には無意味

軽い風邪なのでこのまま様子を見て大丈夫ですと言うと、以前かかっていた先生は抗生物質を出してくれたのになどと反論されることがあります。

抗生物質とは抗菌薬の別名で文字どおり細菌を退治する薬です。しかし、風邪を起こすのはウイルスであり、細菌とはまったく別の病原体ですから服用してもウイルスには効きません。つまり意味がないのです。

それどころか、抗生物質は腸内細菌などの人間と共存していて体に良いこともしている菌まで弱らせたり殺したりしてしまう危険性が指摘されています。また、菌のほうも生き延びるために自分の遺伝情報を変え、薬への耐性をつけてしまうことが分かっています。薬剤耐性菌といって、今ある抗菌薬では効かない細菌がはびこってしまう恐れがあるということです。

そうなると百害あって一利なしで、副鼻腔炎など菌が悪さをしている病気を併せもっていたりすれば別ですが、通常の風邪に抗生物質は不要です。このことはもう数十年前から分かっているのですが、相変わらず抗生物質を出してほしいと医師に要望する患者はいますし、求めに応じてしまう医師がいるのも事実です。親が正しい知識をもてば、子どもになんのメリットもない薬を飲ませてしまうようなことはなくなるはずです。

ワクチンのある病気は、接種が最も確実な予防策

ここ数年に及ぶ新型コロナウイルス感染症の流行、そしてワクチンのニュースなどからよく見聞きするようになったのが免疫という言葉です。ワクチンは免疫の仕組みを利用して開発されている薬です。

免疫を担うのは、体の外側にある皮膚や粘膜、そして主に血液中の白血球に存在する免疫細胞と呼ばれる細胞たちで、全身に分布しています。大きく分けて、病原体を体に侵入させない防御部隊と、体に侵入してしまった病原体をやっつける攻撃部隊があり、攻撃部隊はさらに怪しいものは誰かれかまわずやっつける部隊と、決まった敵

を、作戦を立てて狙いうちする部隊とで構成されています。

ワクチンはこのうち、決まった敵を狙いうちする部隊のほうに情報をあたえ、その攻撃力を高めるためのものです。情報というのは病原性（感染力）をなくしたりごく弱めたりしたウイルスや、ウイルスを構成する成分などで、接種することで免疫にそれを覚え込ませ、いざ本番の敵が侵入してきたときに、すぐ退治できるようにするのです。つまりウイルスをやっつけるのはワクチンそのものではなく、ワクチンによって教育され強化された自分の免疫なのです。

乳児期から学童期にかけて子どもはさまざまなワクチン接種の機会があります。そのたびに体は、健康を脅かす病原体を退治する戦力をアップさせているのです。


ワクチンによくある誤解の一つに、ワクチンにはウイルスやその成分が含まれているから、接種するとその病気にかかってしまうのではないか、というのがあります。確かに、ワクチンのなかでも生ワクチンと呼ばれる、病原性をごく弱めたウイルスを使用しているものは、原理上、その病気に自然にかかったような状態にして免疫に覚え込ませるので、ごく軽い症状が出る場合はあります。しかしそれによって大事になることはまずありません。また、生ワクチン以外のワクチンでは原理上、その病気自体にかかる、ということはありません。

現時点で最新とされているのはメッセンジャーＲＮＡを利用したワクチンです。これに使用されているのはウイルスそのものではなく、ウイルスの設計図です。もう少し詳しくいうと、ウイルスを構成している部品の設計図（遺伝情報）です。

新型コロナウイルスでもこのタイプのワクチンがつくられました。このウイルスには、周囲にスパイクタンパク質と呼ばれる、いくつもの突起物がついています。ウイルスが体内に入ると、このスパイクタンパク質が体内の細胞にあるセンサーのような部分と、まるでカギとカギ穴のようにかみあうことで、ウイルスが細胞に侵入し感染するのです。

このタイプのワクチンは最新型で歴史がないようにいわれていますが、すでに20年以上も研究されており、これまでに各種のがんの免疫療法に導入され、方法の有効性や効果が確認されています。

科学というものは突然降って湧いたようには出てきません。背景には必ず、長きにわたる先人たちの気が遠くなるほど膨大な基礎研究の積み重ねがあるのです。

感染症全般にいえるのは、年齢が低い子どもほど免疫力は弱く、体の発達が未熟なので、かかるリスクは大人よりも高くなるということです。

新型コロナウイルスでも例外ではありません。免疫力の強さには個人差があり、特にもともと免疫力が弱い子は、感染すると重症化し命を脅かす危険性も高くなってしまいます。2022年に流行の中心となったオミクロン株の場合、子どもたちが感染の主体となることが多いことが分かっています。

つまり子どもたちからの感染拡大を阻止するためにもワクチンは重要な役割を果たしているのです。

例えばインフルエンザにかかったら一定期間、会社や学校へ行ってはならない、というのは、感染拡大を防ぐ意味であることは誰もが知るところだと思います。ワクチン接種も考え方は同じで、周囲にうつさない最善の対策になるということです。

こうした状況もあり、国では、2022年から5～11歳への新型コロナウイルス感染症ワクチン接種を努力義務に一段、引き上げており、2023年からは2～5歳も接種の対象にするとしています。

一方、親からはワクチンの副反応を心配する声も聞かれます。確かに、ワクチンも薬剤ですから副反応がまったくないとはいえません。どのワクチンであっても、１００万回接種をすると５人程度が副反応を示すことが分かっています。ただし確率でいえば、飛行機に乗って死亡事故にあうくらいまれであることは付け加えておきます。

おたふくかぜや水ぼうそうの予防接種には生ワクチンが使われており、自然にその病気にかかったような状況をつくりだすので、症状が出る場合がありますが、軽微なものです。つまりワクチンは副反応が不安だといっても、ほとんどの場合、副反応で非常に深刻な状態になるよりも、ワクチンを接種せず病気にかかってしまい非常に深刻な容体になってしまう可能性のほうが高いのです。

今、元気なわが子を見ていれば、この子が感染症にかかって命に関わるほどひどくなり、苦しむ姿など想像しにくいかと思います。だからといって、感染のリスクが高い子どもに対し、ワクチンという予防策があるのになにもしないとは、そもそも道理が通らないのではないかと私は考えます。

ネットやテレビ任せでは子への対応がぶれる

現時点で、小児への新型コロナウイルス感染症のワクチン接種は努力義務に引き上げられたとはいえ強制ではなく、親の判断にゆだねられています。つまり親が自分でよく考えなければならないわけですが、診察室では首をかしげざるを得ないような光景もしばしば見られます。

5～11歳を対象にしたワクチン接種がはじまってから半年以上経って、ようやく1回目の接種を受けにくるケースもままあります。しかしどうして今まで迷っていたのか尋ねても、はっきり答えない親が多いのです。たまに副反応が怖かったからだと答える人もいますが、具体的にどんな副反応を恐れていましたかと聞いてもテレビでよく言っていたとあいまいにかわされてしまいます。

それでは、なぜ今受けようと思って来たのかと聞くと、今度はコロナ後遺症が怖くなったとか、子どもでも感染で亡くなっているからといった答えが返ってきます。さらには、隣の子どもが受けて、なんともなかったからと言う人もいます。

こうしたやりとりが何人も続くと、自分の考えをもとうにも膨大なメディアの情報に惑わされ、つい日和見になってしまうのかなと思ってしまいます。

医療情報はさまざまな媒体や番組で発信されますが、特に新型コロナワクチンに関しては、メディアの影響力が大きいように思います。しかし私から見て必ずしも最新の知見を反映したとはいえないものも多く、声の大きいコメンテーターの個人的な主張がさも正しいかのように放送され、一般の人々を混乱させているように思えてなりません。

親は、わが子にとって最も良い決断をと真剣になればなるほど情報に振り回されやすくもなりますが、そういうときこそ、かかりつけの小児科医に意見を求めてほしいと思います。

少なくとも不特定多数向けに言いっぱなしのコメンテーターよりかかりつけの小児科医のほうがいつも診ている子どものためを考えたアドバイスができると私は思います。

「誰が得する？」の視点で情報を賢く選ぶ

インターネットで調べたら書いてあったとか動画で見たと言って病気や治療法のことを聞いてくる親が、ここ数年ずいぶん増えてきました。特に若い世代では、分からないことはすぐネット検索となりがちで、グーグル先生なんて言葉も定着しているようです。

ある日、自閉症の子をもつ母親がフェリチンの検査をしてくださいと言ってきました。理由を尋ねると、血液中で鉄分の貯蔵や血清鉄濃度の維持に関わるフェリチンの値が下がると自閉症になるとネットで読んだ、だから、フェリチンをあたえれば自閉症が治るのではと思ったので一度自分の子のフェリチン値を調べてほしいと言ってきたのです。

この母親の、自分の子を治したいという気持ちは痛いほど分かります。しかしフェリチンをあたえれば自閉症が治る科学的証拠は残念ながらありませんし、仮に検査をするとしても、フェリチン値はさまざまな要因で変動しますので、自閉症との関連をつかむことはできません。しかしネットをはじめメディアの情報のなかにはわらをもつかみたい親の心理につけこみ閲覧や視聴率を稼ごうとするものも少なくなく、結果的に誤った情報を広め、混乱を広げてしまうのです。手軽に調べられる＝確かな情報、とは限らない、ということです。

ネットの情報がなにもかも信頼性に劣るなどというつもりはありません。情報の選び方さえ間違えなければいい情報はちゃんとあります。ただ、ネットで調べたあとに、自分が本当に欲しい、かつ誤りのない適切な情報をいかに選び取るかがなかなか難しいのです。

一つ、視点としてもっておくとよいのは情報として書いてある内容どおりにすると、誰が得をするかをよく考えることです。例えば健康食品の紹介であれば明らかに、製造や販売元にとって都合の良いことばかり書いてあり、その食品が売れれば彼らが利益を得ます。一方、中立な情報提供であれば、いいことも悪いことも客観的に書かれてあり、読んだ人が書いてあるとおりにしても、発信元が得をすることにはなりません。

かかりつけ医のメリットは継続的な目があること

医者を選ぶのも寿命のうち、といわれます。いいかかりつけ医なら、ネットの有象無象の情報から探さなくても医師自らが的確な情報を教えてくれるためです。どんなに高名な先生がテレビで話をしても、それは往々にして一般論の域を出ません。

親が知りたいのは、わが子の場合はどうなのかです。そうした個別の状況を踏まえたアドバイスができるのは、いつも診ているかかりつけ医のほかにいません。

小児科との付き合いは乳幼児期から思春期くらいまでの長きにわたることを考えれば、受診先を頻繁に変えたりせず、信頼できる医療機関で継続的に診てもらうようにするほうが、親にも子にもメリットが大きいと思います。

小児科に限りませんが、ちょっとした不調程度なら、近くの医院に駆け込んだのをきっかけにそのままかかりつけ医になることも少なくないと思います。確かに利便性が良いことも大切かもしれませんが、患者は医師の姿勢についても、どのくらい患者のことを、継続的な視点で診てくれるかは見極めておくほうがいいと考えます。

単に時間の長さを表す継続的と、継続的な視点とでは意味合いが違ってきます。赤ちゃんの頃からずっとかかっていれば自ずと継続的になるのでしょうが、肝心なのは、医師がそれまでの子どもとの関わり合いから、どのくらいその子の成長や病気などの経緯をよく把握しているかである、といえると思います。同じ病気を患っている２人の患者がいたとしても、赤ちゃんの頃から病気がちだった子と、そうでもなかった子では、検査や治療内容が変わることもあり得ます。今は電子カルテも普及してきており、医師は診療時にパソコン上で過去の履歴をその場で確認することもできるようになっていますが、そこから今、診療するにあたりなんらかの気づきを得られるか、得ようとしているかは、やはり医師の姿勢やスキルがものを言うと私は思います。

どうすれば見極められるのか、これだというマニュアル的な答えは私ももち合わせていないのですが、やはり診療時の医師との会話が手掛かりになるのではないかなと思います。例えば、この子は去年の今頃鼻水がよく出ていたが、今年はどうか、以前、風邪をひいたときはせきが多かったが、今回はそうでもないなど、医師から過去の診療を踏まえた語り掛けがあれば、その医師は少なくとも継続的な視点、すなわち線で診ようとしているのではないかと察せられます。

「重病時こそ親身に」が、いいかかりつけ医の条件

いざというときに頼りになるか、もかかりつけ医選びでの重要なポイントです。あってほしくないことですが、重大な病気にかかっていても、症状としてはありふれたものしか出てこないことは小児科に限りませんが起こり得ます。そうしたときにもわずかな手掛かりから医師がこれはおかしいと気づけるか、検査や治療ができる医療機関を紹介できるかどうかは、子どもの命を左右し得る条件です。

日頃診てもらっている医師が、いざというときどう対応してくれるかを、何気ない会話でつかんでおくといいと思います。例えば、自分の子が重い病気になったらどこを紹介してくれるのかと聞いてみて、こういうときはここで、こうなった場合はあちらと詳しく答えてくれれば、その医師は深刻な病気にも対応できる人脈や判断力があり、患者にも親身になってくれるであろうと推察できます。

病気によっては時間との闘いになることもあります。いざそうなってしまって、ゼロから紹介先を探すようでは親も不安に違いありません。

小児の重篤な病気は、病院の規模が大きいとか医科大学の附属であることよりも、数は少ないですが小児科の専門病院のほうが診療体制が整っておりスムーズな対応が可能であるというのが私の考えです。私の出身である九州なら福岡県にあります。かかっている医療機関がそうした小児専門病院と連携関係にあると心強いです。

母子手帳は最良の育児書

ある日、先生お勧めの育児書はないかと診察室で質問してきた母親がいました。安くて、いつでも読めて、分かりやすい育児書があったら教えてください、と言われたのです。

そこで私は、母子手帳が最良の育児書だと母親に伝えました。

このようなやりとりで、私がそれは母子手帳に書いてあると言うと、知らなかったと返事をする母親が大半です。

母子手帳、正確には母子健康手帳については、どうも母親たちは妊娠中こそ、無事に出産できるための備えとしてよく読んだり母体の記録をつけたりしているものの、出産後は健診や予防接種のときに持参するものになってしまい、あまり活用している様子が見られないので私は残念に思っています。

市販の育児書のようにカラフルでも、イラストや図が豊富なわけでもありませんが、育児のポイントや月齢ごとに観察すべき点などが必要十分に記載され、しかも簡潔にまとめられていますし、近年の母子手帳は各学会のサイトにアクセスできるコードがついていて、そこからさらに詳しい情報を得ることができるようになっています。

全国共通部分と、自治体ごとの内容が書かれている部分の二部構成になっており、自治体ごとの部分は、各地の実情に合わせた内容で違いがあります。困ったときの相談先や助成制度などに触れられているところも多いです。

母子手帳はかけがえのないわが子の成長記録でもあります。施設によりますが、子どもが幼稚園や小学校へ入学する際の健康診断の参考にする場合もあるようです。さらに子どもが病気になったときなどに持参すれば親と小児科医とのコミュニケーションツールの役割も果たします。医師の側としても、見たことのない分厚い育児書を持って来られて、ここにこう書いてあるのですけど、と相談されてもすぐには対応しかねます。しかし、母子手帳なら見慣れており内容は把握済みのはずなので、気になることや分からないことへのアドバイスもスムーズにいくはずです。

国や自治体の制度を知っておくことが助けに

子どもの医療費は義務教育就学前の子どもなら2割負担、義務教育中の子どもなら3割負担が国の医療制度での原則です。しかし病気の種類や家庭の経済状況等により、国と自治体がそれぞれ設けている各種の助成制度を利用することで、窓口負担（病院に支払う金額）を減らすことができます。よく知られているものには国に指定された病気にかかった場合、医療費の一部が助成される小児慢性特定疾病医療費助成制度がありますが、そのほかにも自治体ごとに、例えば月に支払う上限を設けて上限を超えた分を助成するなどの制度があります。

これは本来、医師も知っておくべき内容であるのに温度差があるのが実情で、自分の子がもし当事者になった場合、医師や医療機関からこうした助成を案内されるとは限りません。ですからわが子が現時点で該当しなくとも親があらかじめ各種制度のことを知っておくことは備えとなり、子どものためになります。

ある親が、重度の先天性疾患のあるわが子に重症化リスクの高いＲＳウイルス感染症を防ぐシナジスという予防接種を受けさせるため来院しました。私が聞いてみると、その疾患は小児慢性特定疾病に指定されているにもかかわらず、医療費助成のための申請をしていなかったのです。その子は某大学病院で生まれたものの、医師の気が回らず申請の案内などをしていなかったようです。また、親も制度のことを把握してなかったようです。さらに聞いてみると肺炎球菌ワクチンとヒブワクチンも未接種とのことです。実は両親とも精神疾患があり、経済的にも余裕がない状況でした。だからこそ、小児慢性特定疾患助成の申請をし、受給者証をもっていれば、補助金が出たのです。今は、居住地の自治体からの補助があるのでまだいいものの、将来的に例えば他の自治体の病院へ移るようなことがあった場合、受給者証がなければ医療費の負担が大きくのし掛かってしまいます。結局、私が申請手続きや必要な診断書等の書類をそろえましたが、本当は生まれた時点で、まして重度の障害がある子どもなのですから、もっと生まれた病院で助成のことなどは手厚くフォローしてもらいたかったのが正直な気持ちです。

だからといって、親の側が医師に各種制度のことを聞くのはお門違いになるのではと遠慮することもないと私は思います。私は、医者はよろず相談屋だと思っているので、この子には必要と判断すれば自分から情報提供をしますし、よく知っている医師はいます。まずは聞いてみて、自分にはよく分からないと言われたら自治体の窓口に問い合わせるのがよいです。

助成制度は保護者が申請をしなければ利用できません。申請しなかったことが、成人後まで影響を及ぼすこともよく考え、判断してほしいというのが私の願いです。

例えば発達障害で成人後、仕事に就けなかったとします。障害年金が受給できれば生活の支えになるものの、申請と審査を要します。このとき、子どもの頃に診断され治療を受けた記録があれば審査が通りやすくなります。

わが子が発達障害であることを認めずに医療を受けさせず、障害者手帳ももらっておかないでいると、場合によってはのちのち本人が困窮することになりかねません。

もちろん障害があっても補助を必要とせず自立した生活が送れればいいのですが、必要になったときに利用できるようにしておくことが子どもの将来への備えとして親ができることになると思います。

知的障害や発達障害で障害者手帳をもらうと、進学や就職で不利になるのではと考える親も多いようです。支援学級に行ったらそのまま落ちこぼれてしまうのではないか、と心配する声も聞かれるのですが、普通学級にいても授業についていけなければ学力は上がりませんし本人にも大きなストレスとなります。それが原因で不登校になってしまうことも珍しくありません。むしろ支援学級で自分の能力やペースに合った勉強をするほうがはるかに伸びるものです。適応できる環境で頑張って成果を上げれば、自信につながり自己肯定感も育ちます。社会へ出ていく力をつけることができるのです。

記録を習慣にして、コミュニケーション上手に

私は親に子どもの健康のことで日々気になったことをメモするためのノートをつくりなさいとよく話します。本当は母子手帳に書き込めればいいのですが、あまり余白がないので、別に記録を取っておきましょう、ということです。記録を診察時に持っていけば、家での状況も伝えやすく、質問もしやすくなりますし、医師に覚えておいてほしいことなどを書き込むこともでき便利です。

ある中学生の女子の話です。私がある病気で経過を見ていた子で、親に体調の変化など気づいたことをノートに書いてもらっていました。ある日、診療時にその子がなにも言わずにノートを読んで、と書いた部分を指さすのです。そこには14歳になっても、まだ初潮がきていないが、クラスできていないのは私と○ちゃんしかいない、私は大丈夫ですか、と書かれていました。そこで私はそのノートに、あなたは体の成長具合を診ると今年中にはくる、と書いて本人に渡しました。それから数カ月空いた次の診療日、その子は私の顔を見るなり、先生、きたよー！　と今度は大きな声を出し

て元気よく言うのです。

こんなふうに口では直接言えないことでも文字なら伝えられます。ノートは単なる記録以上の価値があるはずです。昨今ではパソコンやスマートフォンの活用でより簡単に記録を取ることができるようになっています。写真や、グラフなどのデータも残せるので便利です。

医療情報に特化したアプリケーションも登場しており、導入している施設も増えているようです。患者は治療を受けている医療機関を通して無料で利用でき、成長記録や日常の様子、飲んでいる薬の情報などを入力できるようになっており、診療時にアプリの記録を見せながら相談ができます。一方、医療機関からは個人情報は見られないようになっており、プライバシー保護にも配慮されています。

第6章

つながる子育て

小児科医は子育てのサポーター

「なんでも診る」が小児科の本質

子どもは生まれてから成人するまでの約20年間で体も心の面も大きな変化を経験し、成熟期を迎えます。そのなかで、病気をしたり、ケガをしたり、心身にまつわるさまざまな悩みを抱えたりします。一方で親は、子どものケガや病気を予防したり、早期に治療したりといったことのほかにも、成長過程で心身両面に訪れる変化に注意を払う必要があります。思春期にかけて第二次性徴が進んでいくと、それまでなんでも親に話してきたような子でも距離をおいたりして戸惑ったり、衝突が増えて精神的に参ってしまったりする親も多いものです。

そういう意味では、子どものことに関して病気の治療という枠を超えて、もっと総合的にアドバイスできる存在が親にとって必要とされるのではないかと思うのです。

子育てとは子どもが病気になりさえしなければよいというものではなく、幸せに社会へ出ていける大人にするため、成長全般に関わっていくことです。昔は二世代、三世代同居が珍しくありませんでしたし、地域のつながりも密で、さまざまな立場の人からアドバイスをもらいやすい環境にありましたが、今は少子高齢化と核家族化が進み、親が孤立しやすくなっているのが問題です。

そこで、地域に根差して診療しており、病気やケガだけでなく成長・発達面にも関われる小児科医こそがそのような存在、つまり子どもの成長全般に関し、アドバイスができる存在になるべきでは、と私は常々思っています。総合的に診るとは、小児科にとってそもそも親和性が高い、なじみやすい視点です。そもそも小児科は子どもであれば臓器を問わずなんでも診る、いわば総合診療の役割をもっているといえるからです。

日本の医療体制は、診療科別に細かく分かれている縦割りが基本です。お腹がくだったら消化器科、耳鳴りがしたら耳鼻咽喉科、といったように、不調のある臓器や部位ごとに担当する診療科が異なります。現代日本では医療が目覚ましく進歩し、高度な技術や深い知識が求められるようになってきたことを背景に専門化の動きが加速していきました。今は各診療科の学会ごとに専門医制度が設けられており、規定の研修や試験を受けるなどの条件をクリアした医師が認定されるようになっています。この制度は、医療の水準を高める狙いもありました。専門医の資格を取ることが医師のキャリアアップであり、広く診るというよりは専門を極めるほうがいい医者であるとの価値観がつくられていったのです。

患者にとっても、より専門性の高い医療を受けられることはメリットといえます。しかしその半面、複数の病気をもっている人は診療科別にいくつもの医療機関を受診しなければならず非効率であることとか、A医院で受けた検査を、別の病気でかかっているBクリニックでも受けることになり、だぶってしまうとか、別々の医院でそれぞれ処方された薬の飲み合わせが心配など、健康面、医療費の面ともにデメリットも指摘されています。

こうした課題を受け、国では数年前より、総合診療科を充実させていく施策を打ち出しています。総合診療科とは文字どおり診療科問わずなんでも診る科です。単に病気を診るのではなく、さまざまな病気や不調を抱えた一人の患者を診るのが総合診療なのです。

2018年には専門医制度が改訂され、総合診療も内科や外科などの以前からある基本領域の一つに位置付けられ、専門医の育成と認定がスタートしました。これにより今後は、総合診療の専門医が増えていく見通しです。

総合診療科では子どもも診ることを前提に教育プログラムがつくられ、専門医資格を取得するには３カ月以上の小児科での研修が必須となっています。

総合診療科と協働し手厚い医療を

日本の医療体制は診療科別から総合的に診る診療体制を整えていく方向へ少しずつ変わろうとしています。考え方によっては小児科はこうした動きに先駆けて子ども対象の総合診療科の役割をすでに担っているといえます。日本小児科学会のサイトにも、小児科医は、子どもたちの総合医です、と一般の方向けに学会を紹介するページのトップに掲げられています。

将来的には小児科と、総合診療科とで小児医療の協力体制が取れるようになっていくことが期待されます。総合診療医と小児科医が切磋琢磨してより手厚く子どもを診られるようになっていけばいいとも思います。

私のクリニックは１９９１（平成３）年に、子どもの健康に関する問題ならなんにでも対応できる医療機関を目指し開設しました。30年以上経った今では、子どもの頃から受診していた患者が大人になっても受診に来ることも多く、ファミリークリニックとして年代問わず利用してもらっています。そういう意味では私のクリニックも総合診療科と標ぼうしていいかと思います。調子が悪いなと思ったらまずここに来てもらい、診察の結果、より専門的な検査や診察が必要と判断した場合は専門クリニックや病院を紹介します。

専門が分かれている多くの診療科と比べると、小児科医には幅広い知識と能力が必要とされます。ただし、たった一人のドクターがすべての診療を受けもつには限界がありますので、複数の医師で分担するような体制を整え、かつ地域連携で、必要に応じて迅速に病院へ紹介できる体制が理想です。

個々のクリニックの資金やマンパワーの事情はさまざまであり、実現が難しい部分は確かにありますが、できるだけ患者の多様な、困ったという悩みやニーズに間口を広く開けて対応できる、いうなればよろず相談所のようなクリニックがもっと増えていけばよいなあと思っています。

さまざまな専門家が協力し、子育て全般を支える仕組みを

小児科の開業医が中心となり、日々の診療のスキルを磨きどんな訴えも受け止められるようになることを目指し運営しているのが日本外来小児科学会です。１９９１（平成３）年に発足し、30年余の歴史があります。

病気の初期段階や緊急時の医療をプライマリケアといい、日本では開業医がその役割を担っています。私もプライマリケア医の一人です。風邪をひいた、頭が痛い、お腹をこわしたなど、患者の訴えは実にさまざまで、年齢も生後数カ月にも満たない赤ちゃんから、思春期くらいまで幅広く、大人もいます。

近年になり総合診療医の大切さが認識されてきて、専門医制度も設けられるほどになってきたものの、今開業している医師は多岐にわたる症状に対応できるだけの腕を磨く場がなかなかないのが実情です。私も１９８０年代は米国の小児科医療の教科書的な書籍を取り寄せ個人で学習してきましたが、やがて、総合的に診られる医師を目指そうとの志を同じくする医師が集まり、まずは研究会として発足、その後規模を広

げ、学会設立に至りました。

私自身も創立時からのメンバーで、２００９（平成21）年には会長も務めました。

メンバーは開業医の比率が高く、大学病院などの勤務医も在籍しています。日本はフリーアクセスといって、患者が受診先を選べるようになっているので、大病院であっても多様な症状を診られるようになっておく必要性を感じている医師が会員になっています。

医師だけでなく看護師や栄養士、理学療法士、心理士といった専門職も数多く在籍しているのがこの学会の大きな特徴の一つであり、非常に大事なことだと思っています。

米国ではプライマリケア医がリーダーとなり、複数の医療スタッフがそれぞれの専門性を活かして総合的に患者のケアをしていこうという、メディカルホームと呼ばれる医療ケアの提供モデルが推進されています。ホームは家というよりも、患者を支えるスタッフの意味を指すとされ、患者中心の医療であることを全面に打ち出した仕組みです。

日本も、一人の患者を総合的に診る、病気ではなく人を診るという点で米国のスピリットは見習うべきではないかと思います。実際、小児科領域でも個々の医療機関レベルで、子どもの幅広い問題に対応できるようチーム医療体制をつくっているところはあります。日本外来小児科学会はそうした多職種連携も推し進めています。

子どもにとって最善の利益とはなにかを常に追求していくことが医療機関の使命だと思います。そう考えると病気の診療だけでいいのか、との疑問をもつのは自然なことで、健康な子どもの成長や親の立場からいえば子育て全般を支えていける診療へと範囲を広げていくことがこれからの小児科医には求められていくのではないか、と私は考えています。

「点」ではなく「線」での関わりを

かかりつけ医をもてば1年、2年と継続的に顔を合わせることで、医師も患者やその親も互いのことがよく分かってきますし、話もしやすくなるはずです。学校は楽しいか、友達とうまくやっているかなど、私は診察時に、子どもの様子を見ながらこんな声掛けをすることもよくあります。何気ない世間話で、思いがけず子どもが学校生活で抱えている悩みや、いじめなどの問題に気づけることもあるからです。それも診ている期間が長いほどやりやすいですし、子どもからもＳＯＳを出しやすくなるものです。

小児科医は患者の子ども時代から大人にかけての人生に関わり得る職業だと思っています。開業当時小学生だった子が親になり、自分の子を連れてきたりすると感慨深いものですし、赤ちゃんの頃は人見知りして診察室で大泣きしていた子が、成長につれて反抗的な態度を見せるようになったり、受験で悩み、夜も眠れないと相談に来たりなど、クリニックでの様子や受診理由も変わっていくものです。

小児科医は単に病気やケガを治すということではなく、継続した関わり合いを通じて患者が質の高い人生を送るサポートもできるということにやりがいを感じるものなのです。

米国では１９５０年代から、米国小児科学会による健診ガイドライン『Bright Futures』が改訂を重ねながら発行されており、日本の小児科医にも多大な影響をあたえています。

ガイドラインには出生から21歳までの子どもの月齢・年齢層に応じ、受診時に確認すべきポイントや質問例、診察すべき項目などがまとめられており、子どもを診療するときには必ず健診の目をもちましょうという姿勢が初版から一貫して打ち出されているのが大きな特徴です。

一つには、診療に来たときに、治療対象となる疾患だけを診るのではなく、全身の健康状態に目配りすること、すなわち、病気を診るのではなく、人を診るという精神で診療にあたることです。ここには病気の有無だけでなく、病気でなくても健康不安があったり、精神的に不安定だったり、あるいは虐待や差別や貧困などの問題に巻き込まれていたりなどの社会的な視点も含まれます。

もう一つは、その人の健康状態を過去から継続的に把握できることです。日本の乳幼児健診は母子保健法で定められているのは1歳半と3歳で、そのほかに3～4カ月健診はほぼすべての自治体で実施されているほか、一部、6～7カ月、9～10カ月、5歳で実施している自治体もあり、小学校へ入る前に4～5回の機会があります。しかし、例えば3歳児健診で、その子が3～4カ月のときにはどんな健康状態だったか、といった情報が必ずしも引き継がれておらず、その内容をよく見ての健診ができているとはいえない状況です。1歳半健診でチェックすべき項目はこれ、3歳ではこれ、と、健診項目は月齢や年齢ごとに定められているものの、それで分かるのはあくまで、その時点その時点での子どもの状態でしかないのです。例えば、この子は前の健診で少し心配な所見があったから今回特別に健診項目を増やしましょうという個々の状態に合わせた弾力的な運用は、原則ありません。

かつてかかりつけの小児科医が健診をしていく個別健診が主流だった頃は、医師が目配りして個別の子どもの状況に合わせ健診項目以外のことがらもよく観察したり、親や本人に聞いたりして状況把握に努めることができました。

しかし今は集団健診が基本となっており、一人ひとりに掛ける時間にも限りがありますし、普段診ていない医師が健診にあたることがほとんどなので、そうした子どもの個別性を加味した健診が困難になっている実情があります。

もちろん、集団健診には栄養士や心理士などの専門職が常駐して、多方面から子どもの健康や、親の状況もチェックできる利点があります。今、社会問題化している虐待も、専門スタッフが子どもの栄養状態や親の精神状態から早期に気づき、スムーズに対処することが可能です。そのため一概に集団健診が悪いなどというつもりはありません。

ただ、日本の現状では、米国の『Bright Futures』で掲げているような、子どもの誕生時から継続して診ていくという視点をもちにくいとはいえると思います。さらに、小学生以降になると、学校の集団生活になじめなかったり、いじめや不登校の問題が起こったりし、食育や性教育の必要性も生じてきます。それにもかかわらず健診は集団でしか実施されず、個別の問題に対処する余裕がないことや、性教育も授業が1回割り当てられるだけで本当に理解を促せるものになりにくいであろうことなど、課題は多々あると感じています。

米国とは医療制度が違うので、一概に、米国のようにすれば解決するともいえませんし、そうすべきと言いたいわけではないのですが、継続的に診るという視点は日本の小児科医皆がもつべきと考えます。

これからの小児医療は、かかりつけ医が病気を治す、疾病の対応のみにあたる、いわば点の医療ではなく、新生児期から継続的に、子どもや家族、そして地域社会にも関わり働きかけて、心身の健康をまもる、線の医療を提供し、途切れのない見まもりと働きかけをしていくことが望まれるであろうし、小児科医にとってそうした医療の実現こそが新たなやりがいになっていくと確信しています。

病気を治すだけでなく「健康を最大限にするアドバイス」を

厚生労働省の発表によると、２０２１（令和３）年度中に全国２２５ヵ所の児童相談所が児童虐待相談として対応した件数は20万７千件を超え過去最多となっています。主な要因としては心理的虐待の相談が増えていることや相談窓口の普及などにより、家族親戚や近隣、児童本人からの通告が増えていることなどが挙げられています。

虐待件数そのものが大幅に増えたというよりは虐待に対する周囲の関心や危機意識が高まり、報告が増えたと読み取ることができます。いずれにしても年間で20万余もの虐待案件が生じていることは、子どもの幸せな成長を社会全体がサポートしていけるようにはなかなかなっていないことを実感せざるを得ません。

米国のBright Futuresには子どもの社会的な問題にも目を向けた健診ポイントが記

され、医師が医療機関の中に閉じこもって、来る患者を診るというスタンスではなく、子どもをとりまく環境（家庭、学校、地域など）へ積極的に働きかけることが、子どもの病気やケガを予防し、健康を最大限にするために重要であるとの考えが打ち出されています。これをヘルス・スーパービジョンといいます。

日本に目を転じると、確かに医療技術の面で、世界のなかでも子どもの疾患への対応は高評価に値すると思います。一方で、家庭や学校、地域で子どもが心身とも健康的に暮らすことができているのかといった視点で見てあげられる人や仕組みに乏しく、支援が必要な状態であってもスムーズにつなげていないのではないかということが問題視されています。

例えば、健診では、現状は医学的な視点での診察やチェックに重きがおかれていますが、今後は子どもの事故予防に関するアドバイスであるとか、経済的に困窮していないかといった問いかけ、親の精神状態の把握なども、健診時に進めることが必要ではないかと考えます。

こうしたことが米国ではヘルス・スーパービジョンとして親や子、地域に対して働きかけがなされているのです。

このヘルス・スーパービジョンは日本ではまだなじみの少ない言葉です。これが国全体の取り組みとして具体化されるのではないかと注目されているのが、２０２３（令和５）年発足予定のこども家庭庁です。

乳幼児期から学童～思春期まで継続して、子どもの健康を最大限にする関わり方をしていくにはどうしたらいいか、これは小児科医だけではなく国全体で取り組むべき課題であると私は以前から機会あるごとに意見してきました。ですから、こども家庭庁の発足は解決に向けての大きな一歩になるのではと期待しています。

こども家庭庁は、虐待や育児過誤、子どもの貧困、不登校、あるいは少子化対策など、子どもに関わる施策を推進するために創設された国の新しい組織です。

これまで子どもに関する施策は、厚生労働省や文部科学省、内閣府など複数の組織がそれぞれ担当しており、足並みがそろわなかったり、組織によって運用が違ったり、また組織のはざまで支援からとりこぼされてしまうなどが問題になっていました。例えば就学前の子どもの受け入れ先も、保育園は厚労省、幼稚園は文科省、認定こども園は内閣府といったように、親にとっては同じ受け入れ先でも、担当が違うために手続きがまったく違い、非効率で混乱を招くもとにもなっているのは否めません。

こども家庭庁に一元化されることにより、必要な支援が必要な子にスムーズに届くようになることや、子ども関連の施策推進のスピードアップが期待できます。

こうした動きとうまく連動し、これからの日本の小児科医は子育て支援にも、これまで診察室で培ってきた知見やノウハウを活かし、関わっていけるのではないかと私は考えます。

さらに、こうしたこども家庭庁の発足を機に、国や自治体との連携を密にして、医療機関を受診する子どもに限らず、地域のすべての子どもの健康や成長に貢献していける小児科を目指すことが、子どもに最善の利益をもたらすのではないかとも考えられるのです。

これまでの医療は病気になった子どもを診ることが主体でした。これからは精神的、および社会的な面にも目を向けていく必要があります。子育て支援はその機会となり得ますし、さらには今後小児科診療の大きな柱になっていくのではないかとも思われます。

医師も地域の「子育てサポーター」の一員に

そうなると小児科医から働きかけをしていく対象は子どもに限らず、親や保育園、幼稚園、学校と、自ずと広がっていくことになります。

少し前に、中学2年生の子が親と一緒に私のところに受診してきました。話を聞くと、中1の途中から不登校になり、学校から登校してこないのはおかしいから医者に行くようにと親に要請があったらしいのです。私はここまででも学校の対応に違和感をもち、さらに話を聞いて驚きました。

その子はかけ算の九九もできないなど知的な遅れがあるにもかかわらず、父親が支援学級に行ったら進学や就職に響くと言って、普通学級に無理やり通わせているとのことでした。母親も少し知的障害があり、父親の言いなりになっている様子でした。当然ながらその子は授業についていけず、成績は最下位で、勉強への意欲をなくし学校へ行けなくなったことが分かってきました。

私はすぐにでも支援学級に編入させて能力に合った学習を受けさせるべきだと考え

ました。しかし学年の途中で移ることは制度上できませんので、中3から編入させるよう父親や学校へ働きかけたのです。中3から支援学級へ移れば、高校も支援学級のあるところを受験できます。もし普通学級のまま進級してしまうと、受験先も普通学級のみになってしまいます。この子の学力では合格は明らかに無理で、そうなるとこの子の将来が閉ざされてしまうことにもなりかねません。

私はすぐ中学校へ連絡し、診察の状況を話して、父親と学校、そして私との3者協議の場を設けるよう要請しました。その際、私は学校に、これまでこの子にどういった対応をしてきたのか尋ねたところ、普通学級にいるのだからほかの子と同じだというような答えが返ってきて、あきれた記憶があります。この子の知的レベルがかけ算の九九もできないほど低く、成績が最下位で、そして不登校になったこと、これらを把握しておきながらなぜ不登校なので医者に行ってという発想になるのか、私は理解できず憤りすら感じました。それで3者協議を設けるよう強く働きかけたのです。

父親はなかなか学校からの呼び出しに応えず、ようやく半年も経ってから協議が実現しました。そのときに私は父親に対してこの子の能力に合った教育を受けさせないことは、虐待ですよと言いました。実際、もし父親が協議に応じなければ、自治体にかけあって法的手段で支援学級に編入させようとまで私は考えていました。自分が老いて、子より先に亡くなったあと、この子が支援を受けながらも自立して生活していけるように道筋をつくってあげるのが、親の務めだと思うのです。

結局、父親を説得し、専門の病院でこの子の知的発達状態を調べて診断を受けることの承諾を得ました。これで正式に学習障害などの診断が出れば、中3から支援学級へ編入できます。そこで自分の能力に合った授業が受けられれば、支援学級のある高校への進学が可能で、その後の就職などの進路が開けていくはずです。

このように、誰かが動かなければこの子には支援の手が差し伸べられないのです。この場合は学校がいち早く気づいてくれればという思いはありますが、ともあれ私が動いたことで、この子に自分の能力にあった教育が受けられる機会をあたえる足かがりがつかめました。後日、校長から、自分たちが動くべきところを医師にさせてしまったとお詫びの電話があり、私はようやく分かっていただけましたね、と返しました。誰が動くか以前に、子どもをとりまく大人が感度を高くして、皆で気づいてあげなければならないと思うのです。

今後はこども家庭庁が先導して、医師と学校をはじめとする社会全体がいわば一つのチームとなって一人の子を見まもり、支援する体制ができあがっていけば、必要な支援を必要とする子にとりこぼすことなく届けることができると思っています。

また、２０２１（令和３）年の診療報酬改定で、医師が自院で診ている子どもの診療情報を学校へ提供することに対し診療情報提供料として算定が認められました。私はそれ以前から学校に電話をしたり、出向いたりしてこの子はこういう疾患があるとか、病状がこうであるといった話をし、フォロー体制を取ってもらうよう要請したり、すべて無償でやっていました。これからは、わずかではありますが報酬が得られるので、学校へ働きかけをする医師も増えていくと思われますし、医療機関と学校との連携が進むことも期待しています。

まもるべきは子どもなのです。立場や役割にとらわれず、気が付いた人間が動く、そういうふうに皆が考えるようになれば、変わっていくのではないかと思います。「地域に暮らす皆が、子育てのサポーター」という空気になっていけば、親の負担感も減るはずです。もちろんそのなかには医師、特にプライマリケアを担う、かかりつけ医も含まれます。

一方で、診察室ももっとオープンにし、病気の子だけでなく親や育児に関わる人の

「よろず相談」を受け入れる場になっていけばいいとも考えています。例えば親が育児不安や、産後うつ、あるいは貧困問題や、子どもが学校でいじめられているらしいといった相談ごと、困ったことに直面したら、相談先として小児科も選択肢に入れていいと私は思うのです。

現状、そうした、いわゆるよろず相談に応えられる医師とそうでない医師はいるはずです。今後、育児支援などより社会的な領域に小児科医が関わっていく方向性が明確になっていけば、小児科医に求められる資質や能力も変わっていくであろうと思っています。

第7章

子育てクライシス

子育てがつらくなったときの処方箋

ストレスで誰でも精神疾患になり得る時代

国立成育医療研究センターが２０２０年に実施した、生後1歳未満の子をもつふたり親家庭３５１４世帯を対象とした調査で母親または父親のどちらかにメンタルヘルスの不調のリスクありと判定される割合は15・１％にものぼり、両親ともにリスクありも３・４％存在するとの報告があります。

親の精神状態が不安定になると、子どもへの関わり方も一貫性がなくなっていきます。子どもへのメッセージがぶれるのです。例えばうつ病を患っていると、感情表現が乏しくなったり、意欲が低下したりするので、子どもへの語り掛けがなくなっていくなど、関わりが薄くなりがちです。子どもが甘えたい、かまってほしいとメッセージを出していても、応えてあげることができなくなるということです。

加えて、うつ病の特徴として朝は落ち込んでいても夕方になると持ち直すといった気分の日内変動がよく見られますし、日によっても気分の波がありますので、調子が良いと子どもにもよくしてあげられるけれど、悪化すると無視したりつらくあたったりといった、対応の落差が生じやすくなります。

　こうした傾向は、うつ病に限らずほかの精神科疾患がある、また診断が下りていなくても精神的に不安定な親全般に見られます。親の機嫌次第の振る舞いが子どもを混乱させてしまうのです。子どもは親に安心して自分をゆだねられなくなりますから、子どもの成長にとって最も重要である愛着も育まれにくくなってしまいますし、親の顔色ばかりをうかがうようになってしまうため、自己肯定感ももてなくなってしまいます。精神的に不安定な親に育てられると、子自身も精神的に不安定になりやすいと言われているのはこうした理由によるものです。

　ストレス社会とも呼ばれる現代日本で、精神的な不調は、心の弱い人がなるものだと考える人は少なくなっていると思います。近くから見ていてどうしてあの人が、と言われるような明るく活発だった人でもなにかのきっかけでメンタルに不調をきたしてしまうことは珍しくありません。自分だけは大丈夫、ではなく、誰でもこうした状態に陥る可能性はあるのです。

マタニティブルーは休息と周囲の労いが薬に

子育てに関連して、母親が陥りやすいメンタル不調の代表格にマタニティブルーがあります。マタニティブルーは、産後3〜10日くらいのいわゆる産褥期の女性のうち1〜2割に見られるといわれ、決して珍しいことではなく、誰にも起こり得ます。例えば、授乳は母親にとってわが子とのふれあいの時間であり、うれしいはずですが、授乳しながらぽろぽろと涙がこぼれてきてしまうのがマタニティブルーです。しかし理由は本人にも分からず、ただただ気持ちのコントロールがつかないのです。

医学的にもはっきりした原因は分かっていませんが、出産後は体内のホルモンバランスが大きく変わりますので、脳がその影響を受けるのではないかといわれています。一方で、出産が母親にとって一種の喪失体験となり、寂しさや悲しみを引き起こすのではないかとの説もあります。

一般的には大きな環境の変化は、たとえうれしい出来事に属することであってもストレスになり得るとされています。引っ越しや、会社での異動、子どもの卒入園、卒業入学など、一生のうちにはさまざまなイベントがつきものです。そのたびに多かれ少なかれ、住む環境に限らず社会的な立場、役割なども変わっていきます。変化に適応するのには個人差はあれどある程度は時間が掛かるものです。出産も、そうした変化の一つと考えることができます。

　家族が増えることは、そもそもたいへん大きな環境の変化です。産褥期は母体の回復に努めるべき期間でもあり、育児で忙しくなる時期はもうちょっと先にはなりますが、家族が増えたことを実感し受け入れる過程でストレスが掛かり、家族が増えたという環境に適応し、心がバランスを取れるようになるまで少しの間、揺らぎが起こる、それがマタニティブルーとなって現れるのではないかなと思います。

　赤ちゃんが健康で、具体的な心配事がないのであれば、マタニティブルーは生理現象に過ぎないと割り切って、気に病まないのがいちばんと、私は自分のクリニックで話しています。ほとんどの場合、産後2週間～1カ月掛けて、次第に回復していきます。ただ、だからといってそれまでの間、つらい気持ちを自分のなかに押しとどめていなさいということではありません。周囲を頼って、その気持ちを吐き出していいのです。家族や、出産した医療機関からの手助けや、労わりの言葉が多ければ多いほど、体も心も安定に向かいやすくなります。

また、気疲れも含め疲労が積もると気持ちも考えもネガティブに傾きやすくなります。特に産後は体も大仕事のあとですから休息が必要ですし、できるだけあれこれ考え過ぎず、心もゆったりとさせて過ごすことがなによりの薬になります。

気分の落ち込みが長引くと産後うつの可能性が

マタニティブルーは基本的に、一過性のものととらえていいのですが、ひきずってしまうと、長期にわたって気分が落ち込み、不眠や食欲不振、倦怠感などが起こる産後うつと呼ばれる状態になる恐れもあるので注意が必要です。

マタニティブルーをひきずってしまう要因はさまざまで、産後に十分な休息が取れず疲れがたまっている、育児に対する不安が大きい、子どもが泣くようになって睡眠不足になるなどがよく挙げられ、一つだけでなく複数重なっていることがほとんどです。

ゆっくり寝る時間もなければ疲れますし、心の余裕もなくなってきます。新生児は泣くか寝ているかですので、親が一生懸命関わってもしばらくは一方通行に感じてしまうことが多いはずです。機嫌がよくて笑ったり、声を発したりしてくれれば世話をする甲斐もあるというものですが、それはもう少し先のことです。

思いどおりにいかないことを、自分の力不足だとか、気持ちの問題だなどと、自分のせいにしてしまうと、産後うつになりやすいように思います。産後うつが重症化すると、自責の念が募るあまり、自分はいても仕方ない、いなくなってしまいたい、死んでしまいたいという思いが起こってしまうこともあり、深刻です。

そこまで至らずとも、注意力が散漫となりアクシデントを起こしやすくなったり、赤ちゃんへの興味をなくしたりしてしまうことも産後うつでは起こり得ます。長期化すればするほど、育児への支障も出てしまいますので、早期に気づき対策を取ることが大切です。

赤ちゃんの世話は大変ですが、親は自分の心身の状態にも気を配り、労わってあげる必要があるということです。自分の健康状態が、育児の質に関わることを知っておいてほしいと思います。

	6．することがたくさんあって大変だった。
(3)	(　　) はい、たいてい対処できなかった。
(2)	(　　) はい、いつものようにうまく対処できなかった。
(1)	(　　) いいえ、たいていうまく対処した。
(0)	(　　) いいえ、普段どおりに対処した。
	7．不幸せな気分なので、眠りにくかった。
(3)	(　　) はい、ほとんどいつもそうだった。
(2)	(　　) はい、時々そうだった。
(1)	(　　) いいえ、あまり度々ではなかった。
(0)	(　　) いいえ、全くそうではなかった。
	8．悲しくなったり、惨めになったりした。
(3)	(　　) はい、たいていそうだった
(2)	(　　) はい、かなりしばしばそうだった。
(1)	(　　) いいえ、あまり度々ではなかった。
(0)	(　　) いいえ、全くそうではなかった。
	9．不幸せな気分だったので、泣いていた。
(3)	(　　) はい、たいていそうだった。
(2)	(　　) はい、かなりしばしばそうだった。
(1)	(　　) ほんの時々あった。
(0)	(　　) いいえ、全くそうではなかった。
	10．自分自身を傷つけるという考えが浮かんできた。
(3)	(　　) はい、かなりしばしばそうだった。
(2)	(　　) 時々そうだった。
(1)	(　　) めったになかった。
(0)	(　　) 全くなかった。
計	

出典：岡野禎、村田真、増田聡、他「日本版エジンバラ産後うつ病自己評価票（EPDS）の信頼性と妥当性、精神科診断学」(1996)

エジンバラ産後うつ病自己評価票（EPDS）

産後の気分についておたずねします。あなたも赤ちゃんもお元気ですか。最近のあなたの気分をチェックしてみましょう。今日だけでなく、過去7日間にあなたが感じたことに最も近い答えに○をつけて下さい。必ず10項目全部に答えて下さい。

	1．笑うことができたし、物事の面白い面もわかった。
(0)	(　　) いつもと同様にできた。
(1)	(　　) あまりできなかった。
(2)	(　　) 明らかにできなかった。
(3)	(　　) 全くできなかった。
	2．物事を楽しみにして待った。
(0)	(　　) いつもと同様にできた。
(1)	(　　) あまりできなかった。
(2)	(　　) 明らかにできなかった。
(3)	(　　) ほとんどできなかった。
	3．物事がうまくいかないとき、自分を不必要に責めた。
(3)	(　　) はい、たいていそうだった。
(2)	(　　) はい、時々そうだった。
(1)	(　　) いいえ、あまり度々ではなかった。
(0)	(　　) いいえ、全くそうではなかった。
	4．はっきりとした理由もないのに不安になったり、心配したりした。
(0)	(　　) いいえ、そうではなかった。
(1)	(　　) ほとんどそうではなかった。
(2)	(　　) はい、時々あった。
(3)	(　　) はい、しょっちゅうあった。
	5．はっきりとした理由もないのに恐怖に襲われた。
(3)	(　　) はい、しょっちゅうあった。
(2)	(　　) はい、時々あった。
(1)	(　　) いいえ、めったになかった。
(0)	(　　) いいえ、全くなかった。

産後うつのチェック方法の一つに、「エジンバラ産後うつ病自己評価票」があります。産院でも産後うつのスクリーニング検査で使用され、世界的にも広く普及しています。

医療機関で使用するもので、自分の状態をある程度把握するための自己チェックの参考にもなります。全部で10問の質問項目について、ここ最近1週間ほどの状態に最も近しいと思う回答を選び、左端の点数を加算していきます。合計点は最小0点〜最大30点で、9点以上になると産後うつ状態である可能性が高く、点数が高いほどうつ状態が強いとされています。

ただ、9点未満であれば問題ないかといえばそうではなく、本人がつらさを感じていればサポートを求めるべきです。一人で抱え込まず、周囲に相談することが望まれます。

医療機関や子育て支援センターが受け皿に

産後うつは、医療機関では産婦人科や精神科、心療内科などが担当になり得ると思います。私は、診療科にこだわるよりも、産後うつに理解があり診療経験もある個々の医療機関や医師を見つけることのほうが、最も助けになるのではと考えます。

現実問題として、産後うつを医療機関がタイムリーに拾い上げる仕組みが整っているとはいえない状況です。産科は出産が順調なら1週間程度で退院となり、その後1カ月ほどで乳児や母親の健診の機会はあるものの、産後うつはその後起こってくることが多いからです。つまり、産後うつになってしまっても、医療機関と関係が途切れていて相談先に苦慮するということです。親が最も周囲のヘルプを必要とする時期に、その受け皿が整っているとはいえないのが問題です。

自治体にもよりますが、子どもの健診は生後1カ月から定期的に設けられている一方、母親の精神面も含めた健康状態の確認は二次的にならざるを得ず、4カ月健診時に、集団健診で心理士や保健師が異常に気づいたときに医療へつながるチャンスがある程度です。

国も産後ケアの重要性を認識し、厚生労働省は２０１７年度に産婦健康診査事業を創設、産後２週間～１カ月など出産後間もない産婦を対象とした心身状態の把握と適切なケアへの助成をするとしました。また、２０１９年に「母子健康法の一部を改正する法律」で産後ケア事業を各自治体の努力義務と規定しました。産後ケア事業とは、産後ケアを必要とする出産後１年を経過しない女性および乳児に対して、心身のケアや育児のサポートなどの産後ケアを進め、産後も安心して子育てができる支援体制を確保するものです。

これにより自治体ごとに、母子の心身の状態に応じた保健指導、療養に伴う世話、育児に関する指導もしくは相談その他の援助を行う施設や、訪問指導の仕組みを整えるとしています。

マタニティブルーも含め、産後や子育て中の母親の悩み、精神的な不調に対しては子育て支援センターなどの名称で援助が受けられる施設の運営や、訪問や電話による相談を受けている自治体もありますので、いきなり医療機関にかかるのは敷居が高いと感じたら、こうしたところを利用するのもいいかと思います。

しかし実施の主体は各自治体であり、人員や予算などの事情で活動状況には差があるのが実情です。全国的に見れば、親が自分の心身の不調に思い悩んでいても、拾い上げるシステムが十分整っているとはまだまだいえません。

今後の拡充や受診の啓発は国や自治体にとって喫緊の課題であると考えますが、一方で親の側も自助努力として、特に産後起こり得る精神的な揺らぎや不調についてあらかじめ知っておき、電話相談や施設の利用などの対策が取れるようにしておくことは、子どもに悪影響をあたえてしまうことがないようにするためにも、大切だと考えます。

かっとしたら、深呼吸と落ち着かせる言葉を

子育て中のストレスからすぐかっとなったり、いらいらと焦燥感が募ったりすることは誰でも経験があると思います。怒りの感情が湧くこと自体は人間として自然であり、悪いことではありません。ただ、感情に振り回されて衝動的に怒鳴ったり手が出

たりして発散させるようになってしまうと火に油を注ぐようなもので、往々にして周囲を傷つけてしまいます。

人間関係で、怒ることは相手を服従させるのに最も手早い方法と言われることもありますが、それは相手を恐怖で支配することであり、そこに決して信頼関係は生まれません。

子育てでも声を荒らげればその場で子どもが言うことを聞いてくれる場合もあります。しかし、なぜそれをするのがいいのか、しないのがいいのかの、本来子どもに伝えるべき正しいメッセージが届かなくなってしまいます。そうしたことが続けば、子どもはなにごとも親が怒るか怒らないかを判断基準に、行動するような子になってしまう恐れがあります。

また、怒りの感情は相手にもうつってしまいやすいので、口答えができるほど大きい子であれば、売り言葉に買い言葉で口論がエスカレートしてしまい、冷静なコミュニケーションができなくなってしまいます。怒られたら、それを上回る怒りで抑え込むことが、その子にとって自分をまもるすべになってしまうと厄介です。他者に対しても怒りには怒りで対抗するようになり、人間関係がうまくつくれなくなってしまうからです。

近年、人間関係を円滑にするにはこうした怒りの感情をセルフコントロールできることが大事との考え方が広まってきており、手法はアンガーマネジメントとして知られるようになってきました。怒りや、いらいらするなどの焦燥感は、やり方を知っていれば自分である程度コントロールすることが可能なのです。

少し前に、3人の子をもつ母親が受診に来ました。3人目がまだ1歳の誕生日を迎えておらず、上の子はいずれも就学前です。母親が開口一番にうつになったと言うのです。話を聞いてみると、よく眠れず、日中はいつもいらいらしており、子どもが自分の意に沿わないことをやると怒鳴ってしまうそうで、このままでは子どもにとってよくない。なんとかしたい、と思い詰めた様子でした。

その人は自分をうつ病ではないかと疑っており、精神を安定させる薬の処方を望んで来院されたようでした。しかし私はうつに特徴的な気分の落ち込みや意欲減退よりも衝動的に怒ってしまう、怒りの感情が制御しにくい印象を受けました。そこで、自分の感じたことを本人に話し、まず、かっとなったときに気持ちを落ち着かせる方法を2つ、アドバイスしたのです。

まず深呼吸することです。怒りが込みあがってきたらそのまま爆発して噴火させてしまうのではなく、とにかく時間を取ることがいちばんの良策です。たった1分でいいのです。アンガーマネジメントについて書かれている本には、6秒待つだけでも怒りを鎮めることができると書かれている書物も多いようです。

かっとなったときには呼吸が浅く速くなりがちなので、私は腹式呼吸を勧めています。お金も掛からず、安全で誰でもできる方法です。ゆっくりと3回ほど繰り返すと、1分くらいは掛かるのかなと思います。その間は今起きている出来事や怒りの原因は考えず、呼吸に集中することがポイントです。

もう一つは落ち着きを取り戻す自分なりの言葉をもつことです。大丈夫、なんとかなるなどと、なんでも自分に響くと思う言葉でいいのです。目の前で起こっていることを受け入れるような言葉であるとなお効果的といわれます。

私自身は、怒りの感情が込み上げてきたときに「That is my Life.」と心のなかでつぶやくようにしています。さしずめ、これがおいらの人生さ、といったところです。こう唱えるとたとえ理不尽と思える出来事であっても感情的に拒絶するのではなく、一度は向き合おうという気持ちになり、冷静さを取り戻せるのです。

易怒性（怒りっぽいこと）や衝動性が大きな特徴の一つであるＡＤＨＤの子が怒りを抑える方法があるように、親にとってもその方法を身につけておくことは親子関係の危機を回避するためにも、自身のメンタルをまもるためにも助けになります。

パートナーとの歩調を合わせる

母親は産後、心身ともに大きな変化があり、心身を回復、安定させていくまでには時間を要します。しかし育児は待ったなしなので回復が不十分なまま時間に追われ、睡眠不足や疲労、精神的ストレスなどが積もりやすくなっていきます。

妊娠が分かってから出産までの間も健康管理に努めなければならないことまで考えあわせれば、１回の出産のために女性は長期間、めくるめく体調の変化に翻弄されやすいといえます。

一方、父親は、なかなかその大変さを心から理解できるかというと、自信をもって言い切れる人はそうそういないのではないかと思われます。疲れ切っている妻を見ても、代わってあげることはできないですし、里帰り出産すると離れてしまうので事実上任せきりになってしまいます。

親としての自覚はどうなのかについて一般論ですが女性は妊娠出産を経て母親としての自覚は早期に芽生えやすいのに対し、男性は自分が父親であることを徐々に自覚していくといわれています。もちろん個人差はありますが、子どもとの関わりが根本的に違う男女では温度差があるといえます。

出産は夫婦をはじめ同居家族の関係性も大きく変わるきっかけになります。特に夫婦関係はそれまでの生活パターンやそのなかでの互いの役割、関わり合い方を見直す必要が出てくるので、そこで十分な話し合いができないと、家庭生活そのものがぎくしゃくしてしまう恐れがあります。

夫婦といえども育児に対する考え方や、親としての自分たちのありように対する考え方は違うのが当たり前です。なにも言わなくても分かりあえるはずなどと期待してしまうと、すれ違ったり、ずれが大きくなったりしてしまいます。

これまでに診療の場で、母親から話を聞いてきたことから言えるのは、子どもの父親が、育児に協力的だと母親が感じていると、母親は疲労やいらだちを感じにくいようだ、ということです。もちろん育児の負担が減ってうれしいというのもあるはずですが、パートナーと一緒に育児をしている、という一体感といいましょうか、自分一人で抱え込んでいるわけではないと思えるだけでも気が楽になれるものだと思うのです。

また、仕事が多忙などで父親が育児にほとんど関われない場合であっても、日常生活のなかでお疲れ様、とか、大変だなどの労いの言葉を掛けてくれたり、話を聞いてくれたり、困ったときに親身になってくれるなど、コミュニケーションがよく取れていると、母親のストレスが軽減され、不安やいらだちも感じにくくなるようです。

つまり、できれば父親も積極的に育児に関わってくれればベターですが、少なくとも、母親とコミュニケーションを取ることが、母親自身や夫婦の精神的な危機を未然に防いだり、乗り切ったりするのにとても大切だと思うのです。

シングルマザーでなければやはり母親にとって最も身近な大人は、子どもの父親であるパートナーですから、２人の間に摩擦がないこと、円滑であることが母親の心の安定に重要なのは言うまでもありません。

夫婦がどのように育児に関わっていくかは個々の家庭で決めていくべきであり、私からこうしたらいい、と言えることではありませんが、子育てに対する夫婦の姿勢といったように、こうしていこうね、と夫婦で歩調を合わせていく、合わせようと努力することが危機を防いで乗り越える最も良い薬になるのだろうと思います。

理解してもらえない、言っても無駄と諦めるのではなく、違って当然だからこそ互いの意見をしっかり伝えあうよう努力することが、赤ちゃんに対しても歩調を合わせ、一貫した育児をしていくポイントになるのではないかと私は思います。

小児科医も親の悩みに手を差し伸べる存在に

親のクライシスは、パートナー間の関係性を良好にして、育児に対する考え方の歩調を合わせ、協力しあっていければ、かなりの割合で回避できると思います。しかし育児で困ったときに、必ず家庭内ですぐ解決できるとは限りませんので、いかに良い外部のブレーンをもつかも育児ストレスを軽減させるカギになると考えます。

昔は情報も少なく、自宅だけで子どもと向かい合っている状態が当然のことと思い、そうストレスを感じなかったのではないかと推察されます。加えて、昔は二世代、三世代同居の家族も当たり前のようにありましたし、近所づきあいもあって、困ったときにはそうした身近な人々から助言や励ましをもらうことが容易にできました。

今は人を頼りにするより、ネットや本、雑誌に答えを求めようとする人が圧倒的に多いと思うのです。ネットや本などの情報が有用でない、と言いたいのではありませんが、不安や不満を受け止め、和らげてくれるような存在を求めるには、一方通行のメディアでは限界があるかなというのが私の考えです。

昨今は、インターネットを利用したオンラインチャットなど、遠方でもリアルタイムで双方向のコミュニケーションが取れるシステムが普及してきました。今は医療分野でも、オンライン診療にあたる医療機関が増えてきています。医療機関によって導入状況や対応内容に違いはありますが、私のクリニックのように親の健康面も含めたよろず相談に乗るところもあります。

現状、小児科医により考え方はさまざまで、親の健康面の相談に乗ってくれるところはまだまだ多いとはいえないと思いますが、総合的、継続的な観点での医療が今後は求められていることを考えれば、総合診療科の開業医が増えるなどで、将来的に親子が一緒に診察を受けられて、精神的な危機にも対応できる医療機関が増えていくのではないかと期待しています。

子は宝であるのは事実です。しかし、親が不健康であったり、精神的な不安定さを抱えたままであったりしては、子育てをしようにも立ち行かなくなってしまいます。子どもが生まれるとすべてが子ども優先で、親、特に母親の心身のケアは後回しになってしまいがちですが、子育ては子どもが独り立ちしていくまでのまさに長丁場になりますので、親も必要なときにすぐ医療のサポートを受けられるようにしておくことが、先行きが不透明とされストレスの多い日本の現代社会を親子とも健やかにたくましく生き抜いていくための、賢明なる手段となるはずです。

おわりに

私は１９３８（昭和13）年５月21日、当時京城《けいじょう》と呼ばれた、現在の韓国の首都ソウルで生まれました。父は京城大学を卒業した小児科医で、同年５月に出向して広島県呉海軍共済病院官舎で幼児期を過ごしました。もっとも父は私が１歳のとき兵役につき、一時期戻って病院勤務をしたのですが再び招集され、終戦後の１９４６（昭和21）年６月まで不在でした。

戦争の形勢は次第に悪化し、戦災を避けるために京都府、愛媛県と転居をして、父が戦後の復員とともに佐賀の本籍地に移動し、小中学校は佐賀で卒業、高校は父の勤務の関係で福岡県飯塚市の県立高校、大学は熊本大学医学部に進み、卒業後も同大学の大学院、文部教官助手を務めました。

そして１９７３（昭和48）年４月から、埼玉県所沢市に旧国立病院２病院が合併して新設された国立西埼玉中央病院に約18年間勤務し、１９９１（平成３）年５月に小児科医院として開業し今日に至ります。

父は30数年前に亡くなりました。その父がことあるごとに私に対し口にしていた言葉が、人の役に立つ人間になれ、でした。

私の医大生時代は学園紛争が盛んで、学生仲間と夜通し大学教育のあり方や国の政策批判まで討論を繰り広げたものでした。そこでさまざまなイデオロギーに出合い影響も受けましたが、しかし、人の役に立つ存在にならなければ駄目だ、という思いは１ミリたりとも変わることはありませんでした。それが今、こうして半世紀以上にわたり医療に身を捧げている私の支えになっているのだろうと思います。

支えといえば、人の役に立ちたいとの志を同じくする仲間のことも忘れるわけにはいきません。類は友を呼ぶで、気が合い、話が合う仲間が集まり１９９１年に社団法人として発足した日本外来小児学会は、北海道から沖縄までメンバーがいます。普段そう頻繁に会えるわけではありませんが、全国に私と考えを同じくする仲間がいる、との思いがこれまでにどれだけ苦境を救ってきたことかと振り返ります。

人の役に立つ仕事はなにも医師だけではありません。地域のなかで人の役に立ちたい、子育てであれば子どもと親、養育者の役に立ちたいと思っている人たちと手をとりあい、協力していけば、おのおのの肩書の枠を超えた仕事ができると思うのです。

そして実際、地域社会にはそうした人々はたくさんいます。

子は宝であり、そして宝を育てる親や養育者もまた宝です。未来の日本社会、国際社会へその輝きを届けられるよう、安心して子育てができる地域づくりが今後ますます国全体で取り組むべき課題として重要視されていくことになろうかと思います。私たち個々の力は小さいものであっても、思いを一つにし、一丸となって取り組めば明るい未来が必ずや待っていると私は確信しています。

【著者プロフィール】

原 朋邦（はら・ともくに）

1938年ソウル生まれ。1969年熊本大学大学院医学研究科修了。熊本大学医学部助手(小児科)を務める。1973年から国立西埼玉中央病院小児科医長を務めるかたわら、附属看護学校講師・熊本大学医学部非常勤講師として医療人材の育成にも携わる。

1991年にはらこどもクリニックを開設、1996年に医療法人社団皆誠会を設立する。なんでも診る「八百屋医者」と名乗り、小児科医としてのキャリアを活かした診療を行っている。

ニックネームはトントン先生。著書に『トントン先生の乳幼児健診～時期別・状況別・臓器別に学べる、限られた時間での診かた・考え方のコツ』（羊土社）がある。

本書についての
ご意見・ご感想はコチラ

小児科一筋60年の医師が説く
子育て5つのカギ

2023年4月26日　第1刷発行

著　者　　原 朋邦
発行人　　久保田貴幸

発行元　　株式会社 幻冬舎メディアコンサルティング
〒151-0051　東京都渋谷区千駄ヶ谷4-9-7
電話　03-5411-6440（編集）

発売元　　株式会社 幻冬舎
〒151-0051　東京都渋谷区千駄ヶ谷4-9-7
電話　03-5411-6222（営業）

印刷・製本　中央精版印刷株式会社
装　丁　　野口萌

検印廃止

Printed in Japan
ISBN 978-4-344-94481-7 C0047
幻冬舎メディアコンサルティングＨＰ
https://www.gentosha-mc.com/